U0310219

# 编委会

名誉主编:谢其润

主　　编:陈静茜

副 主 编:谢承润　谢　炘　李名沁　朱冰清　何顺民

编　　委:曹希文　韩振东　熊成珊　陈兴淋　屠海良

　　　　　钱韵然　李善伟

**Digital**
**Health**
**Communication**
Foundation and Practice

# 健康传播新媒体应用
## 基础与实操

陈静茜◎主编

人民出版社

# 前　言

本书关注在新媒体环境下健康医疗传播实践的开展。党的十八大以来，我国卫生健康事业从"以治病为中心"向"以人民健康为中心"转变。《"健康中国 2030"规划纲要》《"十四五"国民健康规划》等战略文件的颁布，将我国的健康国策进一步推向深入。同时，包含新媒体技术在内的数字化转型战略，也同时纳入了国家"十四五"规划纲要。新媒体健康传播，成为"网络强国"和"健康中国"两大国策的交集中心点。

在互联网普及的今天，很多年轻人一碰到身体不适，首先想到的是打开手机，上网查查应该怎么办。如何在数字时代将"健康中国"战略所强调的"以人为本、服务惠民""深化改革、激发活力"等基本原则落到实处，让健康医疗服务走进千家万户，走进人民生活？新媒体无疑是连接人与相关政策、诊疗服务、健康消费的重要中介。如何契合新媒体用户的需求，及时科学地发布医疗健康信息、针对重大公共卫生突发危机有效地开展沟通，开展健康教育与健康促进，成为医疗健康领域各个主体面临的新挑战。

新媒体是以数字技术、网络技术及其他现代信息技术或通信技术为基础，具有互动性、融合性的媒介形态及平台[1]。在万物互联的今天，新媒体成为各个行业的必经入口。据中国互联网络信息中心调查统计，截至 2023 年 12 月，我国互联网普及率达 77.5%，网民规模为 10.92 亿。[2] 在疫情当下，手机、电子健康码、行程码更是成为所有市民的出行标配，新媒体为高效的数字防疫、统筹疫情防控、社会救援、政务服务、健康科普贡献了重要力量。

---

[1] 彭兰：《新媒体用户研究：节点化、媒介化、赛博格化的人》，中国人民大学出版社 2020 年版。

[2] 参见第 53 次《中国互联网络发展状况统计报告》，中国互联网络信息中心，2024 年 3 月 22 日。

在产业领域，新媒体软硬件产业蓬勃发展。软件方面，截至2021年12月，我国国内市场上监测到的APP数量为252万款。硬件方面，国家更是在数字新基建领域深入到行政村一级单位，保障人人能用到网络，用好5G。在其他产业的数字化方面，数字经济与实体产业也正加速融合，不断催生出新媒体与健康医疗相关的大量新业态和新商业模式。去年，健康医疗成为我国互联网独角兽企业最集中的五大行业之一，占比达9.6%。[①]

在数字医学诊疗方面，国家制定推出了《促进和规范健康医疗大数据应用发展的指导意见》。2021年，国家卫生健康委员会发布《关于互联网诊疗监管细则（征求意见稿）》，进一步推动省级卫生健康主管部门把互联网诊疗纳入线上线下一体化服务中。新媒体技术在病毒追踪、药物研发、临床医疗等方面不断推动医疗数字化发展。截至2021年6月，我国互联网医院总数已经超过1600家。同时，互联网企业医疗业务营收持续增长。京东健康、平安健康等在2021年上半年总收入分别超过了136亿元和38亿元。"小荷健康""百寿健康网"等新兴综合类医疗新媒体平台更是层出不穷。[②]

在民间消费领域，新媒体有效提高了健康医疗消费产品的推广和营销，快速带动民众的健康医疗相关消费。新媒体更是重构了整个健康及运动生活方式相关的消费模式与逻辑，宅经济、居家健身、轻断食成为年度热词。除此之外，电商直播业态火热发展，广大消费者通过直播电商购物成为常态。据统计，快手2021年第二季度绝大部分电商交易额均来自私域流量直播。

在信息传播方面，新媒体技术让公众能够更快、更精准地找到自己需要的信息。人工智能、云计算、大数据为基础的算法推送，大大颠覆了过去健康信息分发的效率和规模。通过对消费者的群体、行为、健康消费需求、信息获取渠道等进行数据分析，可以有效建立"以消费者为中心"的服务体系，对新媒体用户进行信息的精准推送。这有利于政府、医疗卫生管理部门、医院等机构开展面向公众的健康沟通和信息发布工作。传统媒体与新媒体深入联合，央视新闻等传统媒体纷纷积极入驻哔哩哔哩、微博等新媒体平台。

---

[①] 参见第49次《中国互联网络发展状况统计报告》，中国互联网络信息中心，2022年2月25日。

[②] 参见第49次《中国互联网络发展状况统计报告》，中国互联网络信息中心，2022年2月25日。

也正因如此，国家有关部门在互联网信息传播的治理方面高度重视，2021 年，国家接连颁布《关于加强互联网信息服务算法综合治理的指导意见》《互联网新闻信息稿源单位名单》，为网民获取权威新闻资讯提供保障。同时重视老年等群体的医疗健康新媒体的保障，推出了适老化改造网站及 APP，为老年人提供友好型医疗健康服务，保证不同群体能够用好互联网信息。

在医生个人品牌打造方面，新媒体作为医生群体最主要的信息获取平台，同时也是他们的潜在个人品牌打造平台。超过半数的医生认可医疗自媒体和网红医生。调查显示，大部分医生倾向于使用兼具社交、新闻功能的新媒体应用，尝试过在互联网上打造个人品牌。事实上，他们使用新媒体的目的之一是开展科普。"27.5%的医生同时拥有 3 个以上的账号，超过四成的医生会在新媒体账户上发布健康科普信息，半数以上的医生在看到自己所在领域出现谣言后，会主动辟谣，七成医生会主动转发自己认可的专业信息。"但医生群体也明确指出，"传播技巧不足"是他们开展健康科普的主要障碍。①

综上，国家战略和业界实践均展示了新媒体在拓宽和创新卫生健康领域服务内容、完善医疗服务体系、完善健康医疗信息可得可及方面，发挥了互动性强、传播效率高、传播速度快、普及率高、信息量大、时效性强、形式多样、个性化强等优势。但如何有效地掌握新媒体传播技巧，成为大多数医疗机构、医生、有关管理人员、企业从业者的痛点。因此，为了全面梳理健康传播在新媒体平台的传播应用诉求，分析新媒体环境下健康传播工作者所需的素养和技能，本书从新媒体环境下的整体健康传播现状、实务操作、平台运营、团队管理等几个维度入手，对新媒体领域的健康传播理论、应用和实操进行全面具体介绍。以期让相关从业者能更好地运用新媒体，开展健康传播工作，更好地服务健康中国战略，减少公共健康代偿，提升国民身体健康水平和健康素养。

本书在编制、出版过程中，得到了正大制药集团以及控股上市企业中国生物制药有限公司的大力支持，集团以高度的社会责任感和医药人使命感，为健康中国贡献力量。编写团队调研了解了我国有关卫生治理部门、医疗机构、市场主体在健康

---

① 参见《中国医生乐于以新媒体为途径普及健康科普信息》，中国新闻网，2019 年 1 月 25 日，https://baijiahao.baidu.com/s?id=16236420248893201857&wfr=spider&for=pc.2019-01-25。

传播新媒体应用领域的实际需求、从应用型人才培养的目标出发，制定了本书的整体框架。我们还得到了相关研究机构、知名高校、医疗卫生管理部门、医院、企业的专家支持，为我们提供了丰富案例和书籍构架的反馈建议，在此一并致谢。书中难免有疏漏和不当之处，敬请读者批评指正！

陈静茜

同济大学艺术与传媒大学副教授

中国新闻史学会健康传播专业委员会主要发起人、副秘书长

中国国际科技促进会元宇宙专委会副秘书长

2022 年 5 月 21 日

# 目　录

# 第一章　新闻媒介的发展与迭代

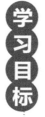学习目标

1. 理解新媒体及社交媒体的概念及特点
2. 理解新媒体与社交媒体的具体形态及两者的联系与区别
3. 了解"在线社区"的概念及特点
4. 了解当前我国互联网发展现状、物联网及数智化趋势

新闻媒介指在传播新闻信息过程中的中介，是20世纪20年代以后出现的一个概念。一般来说，新闻媒介包括纸质媒体（报刊）和电子媒体（广播、电视）两种。随着互联网技术的兴起，新媒体应运而生，并对人们的生产生活产生了很大的影响。

## 第一节　什么是新媒体：新媒体的概念、特征

新媒体主要是一个相对性的概念，"新"字主要体现在与"旧"的对比上。所谓新媒体，是区分过去报纸、杂志、电视等旧形式的媒体，大部分都是互联网的产物，对人们的生产生活产生很大影响。

### 一、"新媒体"概念发展历程

1959年3月3日，加拿大传播学家马歇尔·麦克卢汉（Marshall McLuhan）在芝加哥参加全美高等教育学会举办的会议时首次使用"新媒体"（新媒介）这一表述，他在会议上指出："从长远的观点来看问题，媒介即是讯息。所以当社会靠集体行动开发出一种新媒介（比如印刷术、电报、照片和广播）时，它就赢得了表达新讯

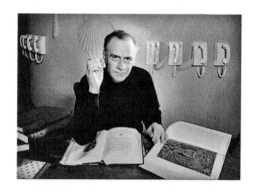

图 1-1　马歇尔·麦克卢汉的观点

息的权利……"①

20 世纪 60 年代，"新媒体"一词才开始成为真正的新概念，其含义更多指向电子媒介的创新性应用。随着计算机技术的发展，20 世纪 80 年代，新媒体一词开始广泛普及。20 世纪 90 年代，伴随着互联网的普及，"新媒体"获得了更大的热度。

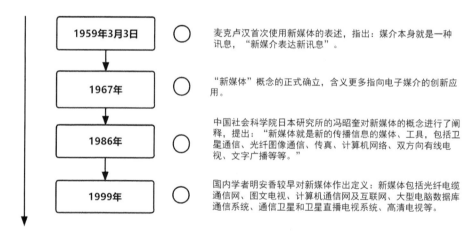

图 1-2　"新媒体"概念发展历程

新媒体呈现出动态变化的特征，是一个没有定态的对象，未来或许还会出现不同形态的新媒体，我们对于新媒体的认识也会随着新技术的出现不断完善发展。

---

① ［加］马歇尔·麦克卢汉：《麦克卢汉如是说》，何道宽译，中国人民大学出版社 2006 年版，第 3 页。

## 二、"新媒体"的定义

新媒体是一个含混的概念，国内外专家对其定义各执一词，难以形成统一标准。许多学者从不同的角度为"新媒体"下定义。

（一）以新媒体的技术基础为切入点

部分学者侧重以新媒体的技术基础为切入点辨明"新媒体"的定义。早期，联合国教科文组织给新媒体定义为：新媒体就是网络媒体。与之类似的是把新媒体定义为："以数字技术为基础，以网络为载体进行信息传播的媒介。"①

（二）以"与旧媒介特征比较"为切入点

有部分学者侧重于从"与旧媒介特征比较"角度定义新媒体。美国学者马克·波斯特（Mark Poster）将新媒体定义为："我们将一种媒介在另一种媒介里的再现称为补救，我们认为，补救是新数字媒介的界定特征。"②加拿大学者罗伯特·洛根（Robert L. Logan）也曾提出类似观点，认为新媒介是互动媒介，含双向传播，涉及计算，与没有计算的电话、广播、电视等旧媒介相对。③

（三）以新媒体的"交互性"特征为切入点

也有学者侧重从新媒体"交互性"的特征着手给出定义。美国《连线》杂志对新媒体的定义是："所有人对所有人的传播。"这一定义过于宽泛。在线媒体顾问、资深媒体分析师文·克罗斯比（Vin Crosbie）认为，新媒体就是能为大众同时提供个性化内容的媒体，是传播者和接受者融会成对等的交流者、而无数的交流者相互间可以同时进行个性化交流的媒体。④这一定义指出了新媒体将"一对一"的人际传播模式与"一对多"的大众传播模式相结合的特点。

（四）数字化互动式新媒体

匡文波对新媒体作出了更为具体的界定："新媒体"是一个通俗的说法，严

---

① 陶单、张浩达：《新媒体与网络传播》，科学出版社 2001 年版，前言第 3 页。

② David Jay Bolter, Richard Grusin, *Remediation: Understanding New Media*, Corporate Communications, 1999, 4（04），pp.208–209.

③ 参见［加］罗伯特·洛根：《理解新媒介——延伸麦克卢汉》，何道宽译，复旦大学出版社 2012 年版，第 4 页。

④ 参见景东、苏宝华：《新媒体·定义新论》，《新闻界》2008 年第 3 期。

谨的表述是"数字化互动式新媒体"。新媒体的两大本质特征为数字化与高互动性。新媒体的传播过程具有非线性的特点，信息发送和接收可以是同步的，也可以异步进行，诸如楼宇媒体、车载电视，由于缺乏互动性，不属于"新媒体"的范畴。[①]

彭兰指出："在现阶段，'新媒体'主要指基于数字技术、网络技术及其他现代信息技术或通信技术的具有高度互动性的媒介形态，包括网络媒体、手机媒体和这两者融合形成的移动互联网，以及其他数字媒体形式。"[②]

总之，新媒体是建立在数字技术和网络技术等信息技术基础上出现的一系列新媒体形态，包括计算机、手机、数字电视等数字或智能终端，向用户提供信息和服务的传播形态，都可以被看作新媒体，对新媒体的理解是一个动态变化过程。

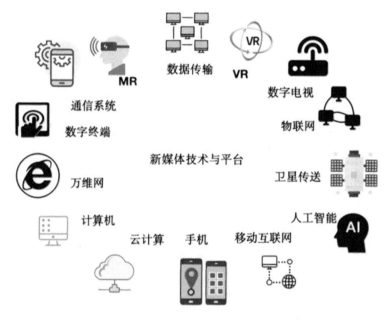

图1-3　新媒体技术与平台

---

① 参见匡文波：《"新媒体"概念辨析》，《国际新闻界》2008年第6期。

② 彭兰：《新媒体导论》，高等教育出版社2016年版，第2页。

### 三、"新媒体"具体样态

表 1-1　新媒体具体样态

| 新媒体样态 | 含　义 |
|---|---|
| 手机媒体 | 手机最初是人际交流的工具，但是随着手机技术的发展，它在大众传播领域中扮演的角色也日益明显，因此被称为继互联网之后的"第五媒体"。 |
| 数字电视 | 数字电视是指在电视信号的产生、处理、发射、传输和接收全过程中使用数字信号的电视系统，具有双向互动、抗干扰能力强、频率资源利用率高等优点。 |
| 互联网媒体 | 互联网媒体是借助互联网，以电脑、电视机以及移动手机等为终端，以文字、声音、图像、视频等形式来传播信息的一种数字化、多媒体的传播媒介。 |
| 户外新媒体 | 传统意义上把室外的媒体统称为户外媒体，但随着人们生活空间的扩展以及生活方式的变化，在电梯间、地铁、超市、医院、商场、机场内出现了诸如灯箱、海报、LCD、LED 等各种形式的户外新媒体。 |

（一）手机媒体

手机最初是人际交流的工具，但是随着手机技术的发展，它在大众传播领域中扮演的角色也日益明显，因此被称为继互联网之后的"第五媒体"。虽然在手机之前也有广播这样的移动媒体，但手机技术的发展，使得移动媒体也进入了数字时代。手机目前经历了 5 代通信技术，包括：1G——模拟手机时代；2G——CSM① 时代；3G——宽带移动网络时代；4G——高速移动网络时代；5G——"万物皆媒"的时代。手机媒体的传播形式，从早期的语音通信，发展到短信、彩信、WAP② 网站，后来又出现了"应用"APP（application，在国内也称为客户端），WAP、APP 的普及，为移动互联网的兴起作了铺垫。③5G 技术进一步推进了移动通信网和物联网的融合。

---

①　CSM 是指索福瑞媒介研究公司，是 CTR 市场研究与 Kantar Media 集团共同建立的合资公司，致力于专业的电视收视和广播收听市场研究，为我国内地和香港传媒行业提供可靠的、不间断的视听调查服务。

②　WAP（Wireless Application Protocol）是无线应用协议的缩写，一种实现移动电话与互联网结合的应用协议标准。

③　参见彭兰：《新媒体导论》，高等教育出版社 2016 年版，第 62 页。

表 1-2　历代通信技术特点

| 通信技术 | 特　　点 |
|---|---|
| 1G | 语音时代，采用的技术是模拟通信系统，普及率不高。 |
| 2G | 文本时代，移动通信系统具备高度的保密性和更大的系统容量。 |
| 3G | 图片时代，传输数据的速度提升，能快速处理图像、音乐、视频等媒体。 |
| 4G | 视频时代，速度快、通信质量高、费用便宜。 |
| 5G | 物联网时代，是多种新型无线接入技术和现有演进技术集成后解决方案的总称，是真正意义上通信技术与互联网的融合。 |

资料来源：https://www.sohu.com/a/300604151_120110137。

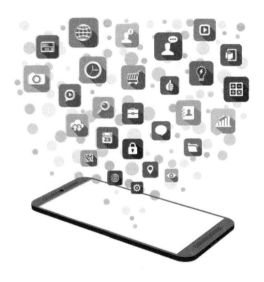

图 1-4　手机媒体

（二）数字电视

数字电视是指在电视信号的产生、处理、发射、传输和接收全过程中使用数字信号的电视系统，它具有双向互动、抗干扰能力强、频率资源利用率高等数字信号的所有优点，它由内容、传输和接收三个层面组成：内容泛指电视节目或综合信息业务的采集、制作等；传输是指以卫星、地面、有线等手段将内容从内容提供者传送到受众；接收泛指由制造业生产的用户终端接收产品，当上述三个部分都实现数字

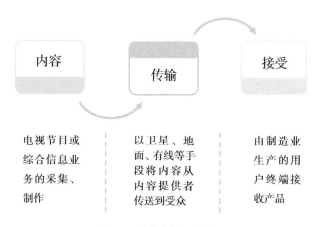

图1-5　数字电视传输过程

化后，用户即获得真正意义上的由数字电视革命所带来的视听享受与信息服务。[1]

数字电视的应用将为人们提供更加适合人类自然天性的画面结构、优质的电视图像和更多形式的电视服务，并在相关的工业技术领域产生深远的影响，因而发达国家均把数字电视看作对人类社会信息发展具有极其重要意义的"战略技术"。[2]

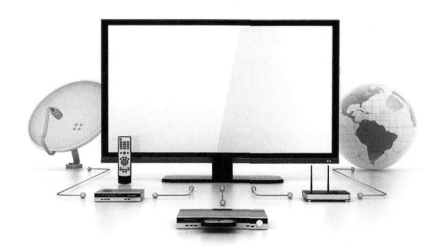

图1-6　数字电视

---

[1]　参见杨晓宏、祁志敏：《国内外数字电视发展现状分析》，《有线电视技术》2005年第15期。

[2]　参见杨晓宏、祁志敏：《国内外数字电视发展现状分析》，《有线电视技术》2005年第15期。

（三）互联网媒体

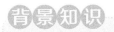

万维网（World Wide Web）的发明源自 20 世纪 80 年代。英国人蒂姆·伯纳斯·李（Tim Berners Lee）于 1989 年成功开发出世界上第一个 Web 服务器和第一个 Web 客户端软件。

万维网也称互联网，其诞生与发展极大促进了人类社会的信息化进程，在万维网诞生后，互联网媒体迅速进入大众视野。[①]

1998 年 5 月，联合国新闻委员会正式宣布，互联网被称为继报刊、广播、电视等传统媒体后新兴的"第四媒体"。所谓"互联网媒体"，就是借助国际互联网这个信息传播平台，以电脑、电视机以及移动手机等为终端，以文字、声音、图像、视频等形式来传播信息的一种数字化、多媒体的传播媒介。

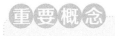

### 互联网媒体的全球性

与传统媒体传播相比，互联网媒体传播范围更广，具有全球性。其全球化特征主要体现在传受双方，即信息传播的全球化和信息接受的全球化。这种全球性，实际上也表明了网络的传播具有一种开放性的特征。这就意味着我们目前使用的这个网络，不管是谁发明了它，都属于全人类。在互联网的技术保证下，互联网媒体打破了传统媒体的传播范围多限本地、本国的束缚，其受众遍及全世界。

---

① 参见方兴东、钟祥铭、彭筱军：《全球互联网 50 年（1969—2019）：发展阶段与演进逻辑（下）》，《互联网天地》2019 年第 11 期。

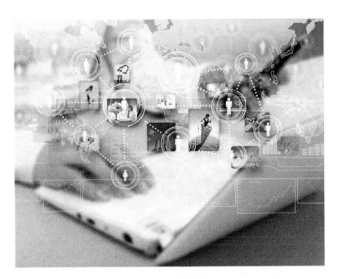

图 1-7　互联网媒体

（四）户外新媒体

传统意义上把室外的媒体统称为户外媒体，但随着人们生活空间的扩展以及生活方式的变化，电梯间、地铁、超市、医院、商场、机场内出现了诸如灯箱、海报、LCD 屏幕、LED 屏幕等各种形式的新媒体。

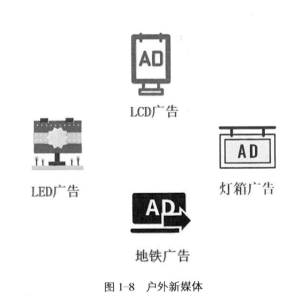

图 1-8　户外新媒体

虽然它们不是在真正的户外，但它们在工程安装、形式种类、效果评估等方面都与传统户外媒体有着高度的一致性。因此这些媒体作为户外媒体新延展出现的一部分，被称作"户外新媒体"。[①] 户外新媒体是新环境催生的媒体，也是营销观念变革下产生的媒体。户外新媒体中尤为突出的是"类分众"媒体，即定位于细分消费者接触点的户外新媒体，具有分众性和网络化的特点。

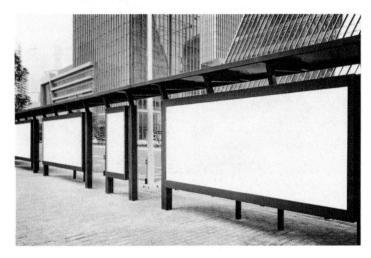

图1-9　户外新媒体

## 四、新媒体特征

（一）与传统媒体相比的新媒体特点

与传统媒体相比，新媒体具有如下特点：即时性、开放性、个性化、分众性、信息的海量性、全球传播、融合性等。

表1-3　新媒体的特点

| 特点 | 具体表现 |
| --- | --- |
| 即时性 | 网民通过手机、电脑或者其他智能终端能够快速发布信息和即时接收信息 |
| 开放性 | 传播者可以随时随地将文字、图片、音视频发布到网络上，受传者也可以随时接收信息 |
| 个性化 | 新媒体提供了多种获取信息的渠道和选择的范围，满足了个性化需求 |

---

① 参见陈艳华：《中国户外新媒体发展态势分析》，《现代商贸工业》2009 年第 19 期。

| 特点 | 具体表现 |
|------|---------|
| 分众性 | 对目标受众进行分类，不再将大众看作没有个体差异的整体，而是根据不同目标人群的特点进行信息生产与传递 |
| 信息的海量性 | 新媒体信息在网络空间储存量庞大，并且无时无刻不在快速生产，它是一座巨大的矿产，蕴藏具有价值的信息 |
| 全球传播 | 范围的扩展，强调国与国之间的"跨国性"，文化与文化之间的"跨文化性" |
| 融合性 | 传播内容的高度融合，文字、图片、音视频等多种媒体融合为一体，甚至传播手段也会融合，广播、电视、网络等全部用一套班子，根据不同需要再进行统筹策划 |

（二）新媒体的本质特征

1. 技术上的数字化

数字化方面，正像原子是构成物质世界的基本单元一样，比特是构成信息世界的基本单元。在互联网上无论是文字、图像、声音，归根到底都是通过"0"和"1"这两个数字信号的不同组合来表达。

2. 传播上的互动性

互动性方面，传统媒体的传者和受者定位非常明确，传者是信息的发布者，受者只能被动接收。但是新媒体使受众不再是被动的信息消费者，而具有了与传者交互信息的功能，甚至转变成传者的身份。

新媒体不仅在生产生活上影响人们，也为健康医疗领域的发展提供了便利的空间。如今，人们可以借助新媒体接收医疗信息，如了解医学量表、与医生在线互动进行预约或网上诊疗等，大大提高了医疗的效率。

## 第二节　什么是社交媒体？

社交媒体属于新媒体的范畴，本节中，我们将重点移至社交媒体。互动性是社交媒体的鲜明特征，利用社交媒体开展健康传播不仅有利于在互动中增进与患者间的距离，而且有利于医疗企业或机构树立自身品牌，增强患者对其的品牌认知，产生良好的经济效益和社会效益。

## 一、社交媒体的概念、内涵与外延

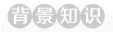

　　社交媒体由"Social Media"翻译而来，学界普遍认为其最早源自美国学者安东尼·梅菲尔德（Antony Mayfield）在 2007 年出版的名为 *What is Social Media*（《什么是社会化媒体》）的电子书。

　　关于"Social Media"的翻译众说纷纭，除了"社交媒体"外，其有时也会被翻译成"社会化媒体""社会性媒体"。学者曹博林认为，Social 一词本身兼有"社会的"和"社交的"两层含义。但"社会性媒体"和"社会化媒体"都着重于强调"Social Media"的社会影响，比如其社会动员的能力、企业营销能力等。而"社交媒体"则体现了基于社会交往的撰写、分享、评价、讨论和沟通建立起来的特点，同时关涉其有社会交往和媒体功能双方面的特性，另外，在电影 *Social Network* 广泛传播的过程中，其题名《社交网络》得到较为广泛的认可，同样，在香港和台湾，也惯常将"Social Media"翻译为社交媒体。[①] 本书采用"社交媒体"这一称谓指代"Social Media"。

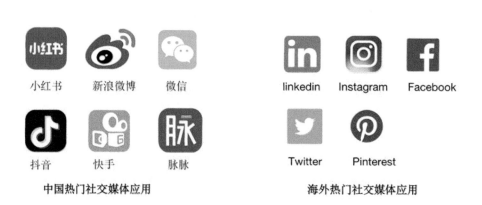

中国热门社交媒体应用　　　　　海外热门社交媒体应用

图 1-10　国内外热门社交媒体应用

---

　　① 参见曹博林：《社交媒体：概念、发展历程、特征与未来——兼谈当下对社交媒体认识的模糊之处》，《湖南广播电视大学学报》2011 年第 3 期。

不同学者关注的侧重点不同，对"社交媒体"所下的定义也不尽相同。美国学者安东尼·梅菲尔德（Antony Mayfield）认为社会化媒体是一系列在线媒体的总称，这些媒体具有参与、公开、交流、对话、社区化、连通性的特点，赋予每个人创造并传播内容的能力。[①] 另外，传播学者安德烈·开普勒（Andreas Kaplan）和迈克尔·亨莱因（Michael Haenlein）对社交媒体所下的定义是：一系列建立在 Web2.0 的技术和意识形态基础上的网络应用，它允许用户自己生产内容（UGC[②]）的创造和交流。[③] 也有论者认为，社交媒体是指"能互动"的媒体，社交媒体彻底改变了传统媒体一对多的传播方式，变为了多对多的对话方式。[④]

虽然社交媒介概念的界定模糊，但我们仍然能够关注到其本质特征：在技术层面，它依赖 Web2.0 技术与互联网技术；在传播层面，它展现了强于传统媒介的高互动性，展现出"社区化"的趋势。

## 二、"社交媒体"的具体形态、特点与应用

### （一）"社交媒体"的具体形态

#### 1.平台型

媒介平台是通过某一空间或场所的资源聚合和关系转换为传媒经济提供意义服务，从而实现传媒产业价值的媒介组织形态。[⑤] 媒介平台的功能是聚合资源、响应需求、创造价值。例如微博就是典型的平台型社交媒体，此类媒体平台具有开放性，平台内容生产向用户开放，同时通过算法技术和人工编辑对平台内容进行调节。当前主要的社交媒体平台在如何呈现、组织、推荐和促进用户参与方面取得了惊人的创新，但这大多集中在内容上。平台对于用户在治理、决策共享、

---

① 谭天、张子俊：《我国社交媒体的现状、发展与趋势》，《编辑之友》2017 年第 1 期。

② UGC，全称为 User Generated Content，即用户原创内容。

③ Cf. Kaplan, Andreas M., Michael Haenlein, Users of the world, unite! The challenges and opportunities of Social Media, *Business Horizons*, 2010, 53（1），pp.59-68.

④ 曹博林：《社交媒体：概念、发展历程、特征与未来——兼谈当下对社交媒体认识的模糊之处》，《湖南广播电视大学学报》2011 年第 3 期。

⑤ 谭天：《媒介平台：传统广电转型之道》，《新闻记者》2013 年第 12 期。

协作设计或集体价值观协调等参与层面的创新还不够。[①] 如北京协和医院官方微博，其开放评论区使得用户可以积极响应评论，在公众参与的同时推进医疗健康事业的发展。

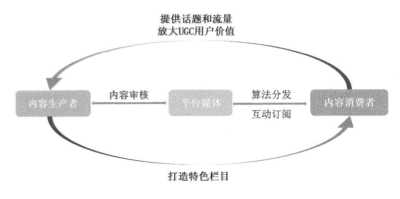

图 1-11　平台型媒体分发机制

2. 社交型

具有即时通信功能的社交媒体最易成为社群型社交媒体。微信即是当前最典型的社群型社交媒体，其他的诸如豆瓣、知乎等垂直化的社交媒体也属于社群型媒体。

由国家医疗保障局开发的国家医保服务 APP 为老百姓提供了跨省异地就医直接结算服务，同时该 APP 还开设亲情账户模块，允许用户添加亲情账号为家庭成员办理相关业务。截至 2021 年底，国家医保服务 APP 实名用户已经达到了 1.7 亿，其中亲情账户 9000 万。

---

① Cf. Tarleton Gillespie, *Custodians of the Internet Platforms: Content Moderation, and the Hidden Decisions That Shape Social Media*, Yale University Press, 2018.

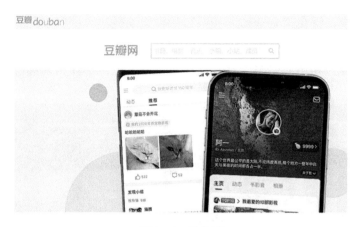

图 1-12 社交型

### 3. 工具型

在此类社交媒体中社交只是工具，服务才是目的，如滴滴出行、网易云音乐、虎扑体育等都属于工具型社交媒体。

 案 例

网易云音乐的用户使用该软件本质上是为了满足听音乐的需要，在听音乐的基础上，才衍生出音乐社区功能。网易云音乐和普通音乐播放器之间的区别是它独特的社区氛围。网易云音乐通过技术加设了"歌单分享""个人主页"建设等功能，增加用户之间的交流分享，使平台社区感更浓重。

滴滴出行　　　网易云音乐　　　虎扑体育

图 1-13 工具型社交媒体热门应用

### 4. 泛在型

泛在型社交媒体模式，不是指一种独立形态的媒体，而是以社交属性的内容和服务"嵌入"各类媒体形态中，既可以被新型媒体所应用，也可以为传统媒体所吸纳。更准确地说，泛在就是一种无处不在的社交连接。[①] 一般情况下，我们不会将电视划归为社交媒体范畴。但在当前，智能电视逐渐具备社交媒体的属性，可以实现多对多的传播。智能电视可以像其他智能设备一样安装社交软件。

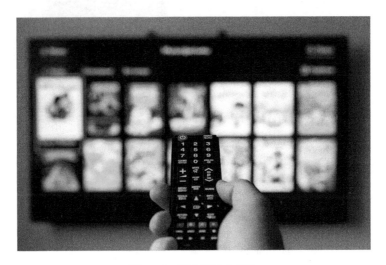

图 1-14　泛在型社交媒体

（二）"社交媒体"的特点

1. 内容生产与社交的结合

内容生产与社会关系两者紧密结合。一方面，社交的需求推动内容生产；另一

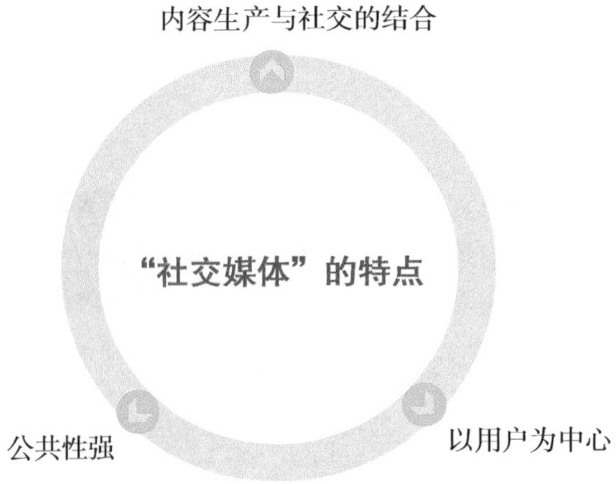

内容生产与社交的结合

"社交媒体"的特点

公共性强　　　　　　　　　　以用户为中心

图 1-15　"社交媒体"的特点

---

① 谭天、张子俊：《我国社交媒体的现状、发展与趋势》，《编辑之友》2017 年第 1 期。

方面，平台内容也成为人们社交的纽带。每个人都具有社交的需求，为了进行社交，人们往往会晒出自己的所见、所闻、所想，希望获得他人的关注和认可。这种社交的需求越强烈，内容的生产就越丰富。反过来，内容是人们社交的纽带。刚认识不久的友人找话题的来源之一就是社交媒体的热门话题，或是对方分享在社交媒体上的内容。

2.公共性强

在社交媒体中，我们更多关心的是公共内容的生产与交换，虽然内容生产中包含很多私密性内容，但社交媒体的传播机制能很快把公共内容筛选出来。以中国为例，社交媒体的功能不仅仅用于促进用户相互之间的关系，它基于关系的信息传播方式更是推进了许多公共事件的生成。[①]

3.以用户为中心

社交媒体的主角是用户，而不是网站运营者。由此可见，门户网站不应该算作社交媒体。虽然门户网站也可以进行评论、点赞等互动，但其主导者是编辑而非用户。[②] 以微博为例，在微博平台上传递的内容绝大多数是个人用户发布的内容，用户是该平台的绝对中心。此外，专业信息生产机构在微博发布的内容越来越多地考虑到用户的特性和喜好，许多政务机构在微博上一改往日板正的用语风格，转变为更受年轻一代喜欢的表述样式，更多使用一些网络热词诸如"赞""真香""实锤"等。

以"健康中国"为例。"健康中国"是国家卫健委的官方微博，它通过"健康发布"的固定话题来发布每日各地的新冠肺炎疫情最新情况，这就以用户为中心，满足了用户对疫情信息的需求。同时"健康中国"还开设"健康中国2030"话题板块向公众科普健康知识，这就把公众与健康中国政策联系起来，用社交媒体与用户进行互动响应国家政策，这也是"健康中国"的公共性。

---

① 参见彭兰：《社会化媒体——理论与实践解析》，中国人民大学出版社2015年版；曹博林：《社交媒体：概念、发展历程、特征与未来——兼谈当下对社交媒体认识的模糊之处》，《湖南广播电视大学学报》2011年第3期。

② 彭兰：《社会化媒体——理论与实践解析》，中国人民大学出版社2015年版。

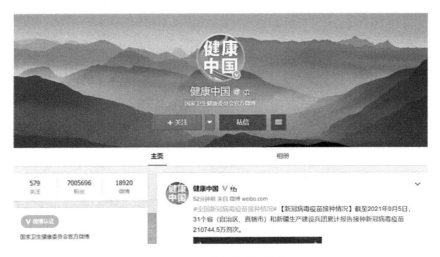

图 1-16 "健康中国"微博

（三）"社交媒体"的应用

1.经济领域

传统的媒介营销模式无法满足现实发展要求，社交媒体的迅猛崛起促使新媒体经济时代全面到来。社交媒体在经济领域的应用，具有代表性的是社交媒体场景式体验营销。一方面，基于受众不同场景下的个性需求提供精准服务；另一方面，加强产品、服务和营销的场景感设计，通过超强体验感和代入感来挖掘和生成经济价值。①

微信朋友圈近年来越来越多出现信息流广告，许多著名品牌在朋友圈中以广告形式出现，或是进行品牌信息宣传，或是为即将上市的型号做好铺垫。还有的以游戏形式出现，通过策划一些游戏信息流广告，让用户参与进来，和广告主进行互动，激发用户的参与热情。用户在玩游戏的过程中可以了解到更多的品牌信息，看到品牌的优势所在，也就自愿进行消费。

---

① 参见刘忱：《社交媒体如何做好场景营销》，《传媒》2018年第14期。

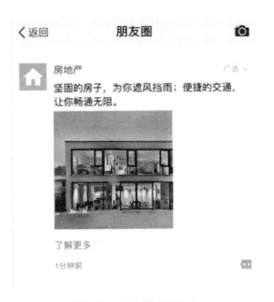

图 1-17　微信信息流广告

**2.文化领域**

当前，各地文化部门在加快推进移动互联网建设的同时，都在大力借助微信、微博等新的方式开创文化传播的新路径。借助社交短视频、微信、微博等社交工具的流行，中国优秀的传统文化也越来越焕发青春。在文化旅游方面，各地政府开通政务微博助力旅游发展，积极宣传当地特色旅游文化，其他部门的官方微博，甚至许多个人微博也都在为当地的旅游文化做宣传。

近年来，青海省以"大美青海，旅游净地"为主题在社交媒体进行大面积的宣传，展示大美青海生态绿色之美，很好地提升了在旅游市场的知名度和美誉度。在遗产保护方面，许多景区发布了移动导览系统，例如圆明园，游客可微信扫描景区提供的二维码，查看用三维模型技术复原的圆明园建筑群的历史面貌。而近年来在国外火爆的李子柒，也是通过社交媒体 YouTube 将中国优秀传统文化传递给全世界。

**3.社会领域**

社交媒体在整合社会意识、传播公共信息、预测潜在危险方面具有重要意义。

例如，社交媒体蕴含着大量疫病监测和早期预警的有用信息，利用社交媒体大数据进行疫情监测，进行信息排查和预警，可以实现早发现，从而为早诊断、早治疗打下基础。社交媒体也是用户情绪、态度和看法的汇集地，其中不乏用户对自己关心或利益相关的事件所表达的观点和意见。尤其对于突发疫情来说，其中蕴含丰富的民意和民情，利用社交媒体大数据可以进行舆情研判，进而制定引导舆论的策略和措施。在新冠肺炎疫情背景下，社交媒体起到了重要的社会作用。

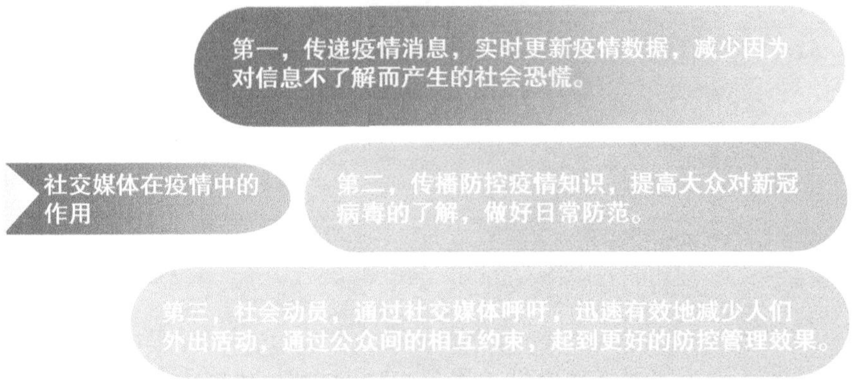

社交媒体在疫情中的作用

第一，传递疫情消息，实时更新疫情数据，减少因为对信息不了解而产生的社会恐慌。

第二，传播防控疫情知识，提高大众对新冠病毒的了解，做好日常防范。

第三，社会动员，通过社交媒体呼吁，迅速有效地减少人们外出活动，通过公众间的相互约束，起到更好的防控管理效果。

图 1-18　社交媒体在疫情防控中发挥的作用

### 三、"新媒体"与"社交媒体"的区别与联系

"新媒体"主要指基于数字技术、网络技术及其他现代信息技术或通信技术，具有高度互动性的媒介形态。[①] 而社交媒体是一系列在线媒体的总称，这些媒体具有参与性、公开性、交流性、对话性、社区化、连通性的特点，赋予每个人创造内容并加以传播的能力。[②]

"新媒体"与"社交媒体"既有区别也有联系。"社交媒体"属于"新媒体"范畴，"新媒体"具有社交性，但"社交性"并非"新媒体"独有的特点。如传统的报纸和广播在以往是人们了解外面世界的主要来源，也是人们日常话题之一，人们对每天更新的新闻内容进行交流讨论，因此报纸和广播依然具有社交性。又如用户在微博发布的消息并不一定是什么大新闻，只要是个人关心的、想表达的，通通可

---

① 参见彭兰：《新媒体导论》，高等教育出版社 2016 年版，第 2 页。
② 参见谭天、张子俊：《我国社交媒体的现状、发展与趋势》，《编辑之友》2017 年第 1 期。

以发布。这种日常对话式的信息分享活动，更接近原始的社交活动。再者，微博的社交功能是即时的，几乎没有时间上的间隔，可以实现频繁的互动。社交媒体进一步把社交属性放大，将社交功能放在更重要的位置上。

表1-4　"新媒体"与"社交媒体"的区别

| | 新媒体 | 社交媒体 |
|---|---|---|
| 定义 | 新媒体主要指基于数字技术、网络技术及其他现代信息技术或通信技术的具有高度互动性的媒介形态 | 社交媒体是一系列在线媒体的总称，具有参与、公开、交流、对话、社区化、连通性的特点 |
| 范畴 | "新媒体"包含"社交媒体" | "社交媒体"属于"新媒体"范畴 |

## 第三节　在线社区、网络与万物互联

在线社区依托于计算机网络而建立，然而在线社区只是在线上建立的团体，互联网的发展则是为人们现实生活服务，对社会产生影响，因此万物互联是互联网应用的必然趋势。在医疗健康领域，早期的健康类网站就是一种在线社区，而随着网络技术的发展，5G技术可以应用于临床治疗，帮助医生及患者进行远程手术。

### 一、我国互联网发展状况

首先是基础设施建设覆盖全面。截止到2021年12月，我国IPv4地址数量达到39249万个，IPv6地址数量达到630562块/32，域名总数达到3593万个，其中，"CN"域名数量为2041万个。我国已建设418万个网站，"CN"下网站数量达272万个，已建设3350亿个网页，包括静态网页2256亿个、动态网页1093亿个。APP应用发展繁荣，国内市场可监测到的应用数量达252万款，集中在游戏、日常工具、电子商务、生活服务领域。[①]

---

① 参见第49次《中国互联网络发展状况统计报告》，中国互联网络信息中心网，2022年2月25日，http://www.cnnic.net.cn/。

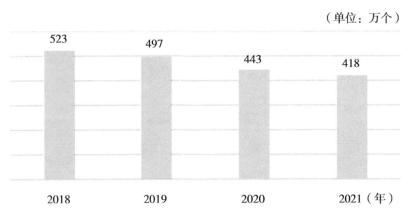

（单位：万个）

图1-19 2018—2021年cn域名网站数量

资料来源：第49次《中国互联网络发展状况统计报告》。

表1-5 2020—2021年网页数量

| | 单位 | 2020年12月 | 2021年12月 | 增长率 |
|---|---|---|---|---|
| 网页总数 | 个 | 315501097812 | 334963712602 | 6.2% |
| 静态网页 | 个 | 215529450543 | 225618593713 | 4.7% |
| | 占网页总数比例 | 68.3% | 67.4% | — |
| 动态网页 | 个 | 99971647269 | 109345118889 | 9.4% |
| | 占网页总数比例 | 31.7% | 32.6% | — |
| 网页长度（总字节数） | KB | 23618193016465 | 25835838532975 | 9.4% |
| 平均每个网页的字节数 | KB | 75 | 77 | 2.7% |

资料来源：第49次《中国互联网络发展状况统计报告》。

其次是互联网的普及率稳步提高。根据第49次《中国互联网络发展状况统计报告》显示，截止到2021年12月，我国网民规模达10.32亿，占全球网民的1/5左右，互联网普及率达到73.0%，网民使用手机上网的比例达到99.7%，人均每周上网时长达28.5小时。因此，健康医疗类媒体向网络阵地转移成为趋势。[①]

① 参见第49次《中国互联网络发展状况统计报告》，中国互联网络信息中心网，2022年2月25日，http://www.cnnic.net.cn/。

（单位：万人）

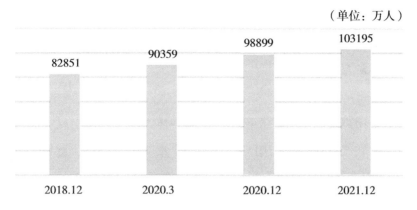

图 1-20　2018—2021 年网民规模

资料来源：第 49 次《中国互联网络发展状况统计报告》。

（单位：小时）

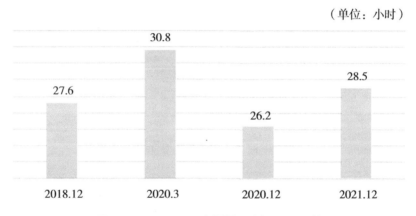

图 1-21　2018—2021 年网民人均每周上网时长

资料来源：第 49 次《中国互联网络发展状况统计报告》。

## 二、"在线社区"的概念与特点

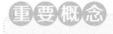

### 在线社区

　　"在线社区"又称"虚拟社区"（Virtual Community）或"网络社区"（Network Community），霍华德·莱茵戈尔德（Haward Rheingold）将"在线社区"定义为："一群主要以计算机网络为媒介来彼此进行沟通的人们，他们之间有某种程度的共同认识、分享某种知识或信息、如对待友人般彼此关怀的人所形成的团体。"[1]

在线社区是用户信息交互关系网络的重要载体，它主要由信息、用户和社区三个要素构成。[2] 在线社区用户与用户间形成一个集知识、信息、意见、偏好为一体的"信息流"，而在线社区则成为用户间形成信息交互的网络。

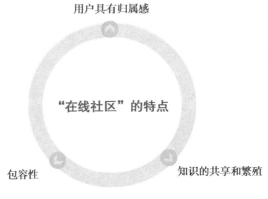

图1-22 "在线社区"的特点

在线社区呈现如下特点：

（1）用户具有归属感。根据社会交换理论（Social Exchange Theory），社区成员为了达到自身目的，需要不断地与他人进行交换，随着参与程度的增加，对社区其他用户和社区本身的了解越来越多，用户会倾向与社区保持更加稳定的长期关系，从而增强对在线社区的归属感。[3]

（2）具有包容性。一个包容性高的社区接受并鼓励各类用户畅所欲言，用户能够从在线社区中获取各类信息和回报。具有高度包容性的在线社区在收集信息和知

---

① Rheingold H., Cyburgs. Book Reviews: The Virtual Community. Homesteading on the Electronic Frontier. *Science*, 1994, p.265.

② 参见尚丽维、张向先、卢恒、郭勇：《在线社区信息交互关系网络关键节点研究综述》，《情报科学》2020年第8期。

③ Cf. Anne Håkansson, Ngoc Thanh Nguyen, Ronald L. Hartung, Robert J. Howlett, Lakhmi C. Jain, *Proceedings of the Third KES International Symposium on Agent and Multi-Agent Systems: Technologies and Applications* .Springer-Verlag, 2009.

识及吸引用户积极参与等方面具有独特的优势。

（3）知识的共享和增殖。在线社区是具有共同兴趣和需求的人通过互联网平台反复互动而形成的社区，伴随着活跃的知识共享活动。通过在线社区，人们可以很容易接触到想要学习、分享他们知识的人。在无数知识共享的活动中，又会进一步产生新的知识，从而实现知识增殖。

### 三、物联网与数智化趋势

2005 年，ITU（国际电信联盟）在突尼斯召开的社会世界峰会上正式提出"物联网"这个概念。依据 ITU 的报告，在物联网时期，人们通过信息与通信技术将达到在任何时间、任何地点连接任何设备、物体和人。这种以人类之外的万事万物的互联互通为发展方向的信息互联架构，也就被称为"物联网（Internet of Things）"。[①]

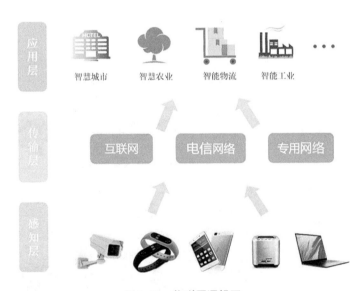

图 1-23　物联网逻辑图

物联网作为信息产业革命的第三次浪潮，将能够带动整个产业的全面发展和变革，其中一个重要的领域就是传媒行业的重大创新与变革。通过物联网所支撑的

---

① 参见曹三省、苏红杰：《物联网 + 媒体：当下与未来》，《新闻与写作》2016 年第 11 期。

各类富媒体①音视频采集装置，信息传播媒体能够实现真正互动化的传播，不受时间、地点与场景的限制，从而实现全媒体内容服务平台。

人民日报的"中央厨房"、新华社的"媒体大脑"就利用高清摄像头、无人机、拍摄机器人等多种工具和形式采集新闻素材，将其上传到云平台，当需要用到某一主题的内容时，就可以在平台上轻松搜索并使用。在受众方面，媒体受众可以根据自己的所好、所想去选择相关的媒介内容。

在物联网技术下，存在着手机、VR（虚拟现实）、可穿戴设备等多样化的用户终端，且终端所呈现的媒体内容更多将来自于物联网环境中的由各类智慧物体所产生的内容（TGC），而非传统意义上的人类生产内容（HGC），内容的分发共享和差异化个性化服务机制都将呈现出新的模式与样态，与今天的"人—人"媒体环境显著不同。例如智能家居系统，智能手机、可穿戴设备和家庭电器连接，可以实现远程控制电饭锅煮饭、提前开启空调调整室内温度等，当家里发生异常情况时，智能设备会及时传递信息。

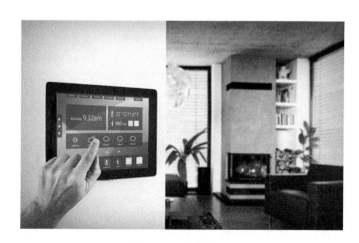

图 1-24　智能家居

---

① 富媒体，即 Rich Media 的英文直译，本身并不是一种具体的互联网媒体形式，而是指具有动画、声音、视频或交互性的信息传播方法。

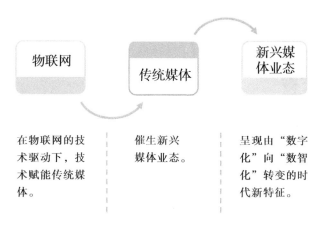

图 1-25　技术赋能传统媒体

从长远来看，媒体进化呈现出"万物媒介化"和"人—媒介—物"三位一体的趋势。

"数"指大数据重建联系，以算法技术为核心的大数据技术在智能媒体平台的广泛使用，精准建立用户与媒体产品之间的强联系。"智"指以人工智能为代表的新兴智能技术对媒体革新浪潮的引领，智能化进入现代传媒内容生产、信息分发与互动反馈的各个环节。[①] 随着数字技术的发展和应用程度的快速提高，"数智化"的概念也在不断丰富与扩展。

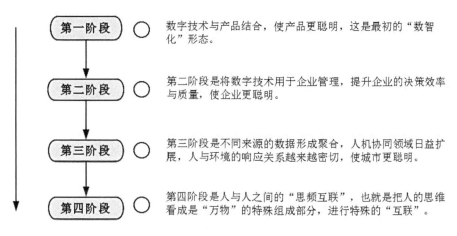

图 1-26　"数智化"概念的发展

---

① 参见顾亚奇、刘超一：《"数智化"视听媒体的内容再造与价值融合》，《新闻战线》2020 年第 24 期。

扫码收看
本章视频教程

## 请你思考

1. 你对"新媒体"的定义是怎样理解的?

2. 请列举出生活中你观察到的"新媒体"具体样态。

3. 你最经常使用的社交媒体是什么?有何特点?

4. 你曾经参与过哪些"在线社区"?"在线社区"为你的生活带来了哪些变化?

5. 你觉得互联网的发展给人们的生活带来了哪些影响?

6. 关于物联网,你能列举出哪些案例?

# 第二章　健康传播概述

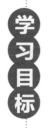

1. 理解健康传播的定义及其与传播学、医疗健康的关系
2. 了解国内外健康传播的研究和实践发展历程
3. 掌握当下中国健康传播研究的特点
4. 了解并掌握健康传播的载体及健康传播在当今社会起到的作用

在进行医疗健康的实践操作之前，需要掌握与健康传播相关的基本理论知识。本章主要从健康传播的概念、国内外健康传播研究与实践概况以及健康传播的载体和作用三方面进行简单介绍，以便更好地指导健康传播的实践操作。

## 第一节　什么是健康传播?

### 一、健康的概念变迁

人类对于生命健康的追求，是一个永恒话题。在古代，由于生产技术水平低下、医疗知识匮乏等因素的影响，人类抗御疾病风险的能力较差，难以做到有效的疾病预防和疾病治疗。一次重感冒都可能夺走一个人的生命，更别提天花、瘟疫等传染性疾病。如中世纪欧洲暴发的鼠疫夺走了 2500 万人的生命，占据当时欧洲总人口的 1/3。

受到这些因素影响，古人的平均寿命比较短，因此，在古人的理解中，健康更多体现为身体的长寿。在《素问·上古天真论》中描述道："上古之人春秋皆度百岁，而动作不衰"[1]。追求长生者，自秦始皇以来，络绎不绝。长生出于一种对生命不灭

---

[1]　崔应珉、王淼:《黄帝内经素问》，中州古籍出版社 2010 年版，第 17 页。

的渴求，在平均寿命年限较短的古代，长生代表着古人对于身体健康的期待，是在生命长度的标尺上生发出的愿景。

　　而在我们今天提到"健康"的时候，寿命的长短已经无法概括这个词语的含义了。世界卫生组织于1946年提出了健康的定义：从广义来说，健康不仅为疾病或虚弱之消除，而是体格、精神与社会之完全健康状态。这个定义的内容涉及宽泛，不仅指涉身体层面，还包括精神层面，将健康从身体没有疾病和失能的状态扩展到精神和社会维度。

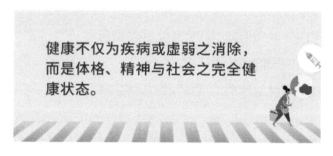

图 2-1　健康的定义

　　这一变化背后的原因，是与人类科技能力、知识水平的进步息息相关的。18世纪拉开了工业革命的序幕，19世纪自然科学的三大发现标志着人类知识探索的大飞跃，随着人类医疗水平的提升和生物科学的发展，人类抵御疾病的能力大大增强，整体的平均寿命也得到了延长。疾病对生命存亡的威胁得到了极大的缓解，生命的质量而非长度成为人类更加关注的因素，健康的概念也随之得到了扩充。

## 二、健康传播的定义

　　健康传播是传播学的一个研究分支，在传播学的版图中，健康第一次和传播跨界结合，成为新兴研究领域，并得到了快速发展。20世纪90年代，健康传播研究在中国落地生根，近十年更是蔚然成风，成为学界和业界共同的关注焦点。

　　尽管随着人们对健康认识的拓展，健康传播开始受到关注，但什么是健康传播，目前学界还没有给出统一的定义。西方学者罗杰斯最早将目光转向健康传播领域，他给出的定义成为当前西方学界普遍认可和使用的定义。20世纪90年代，中国开始引进西方健康传播学的理论，有不少学者著书引介，给出了健康传播学的定义，具体如下[①]：

就传播方式来说，健康传播涵盖了人际传播和组织传播，并不仅仅限于大众传播，即健康信息通过社会组织成员之间、组织内部机构之间、组织与更大的社会环境之间进行信息沟通。

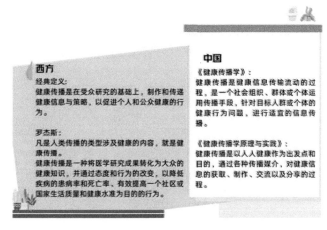

图2-2　关于健康传播的几种定义

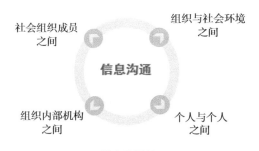

图2-3　健康传播的信息沟通

此外，罗杰斯认为，健康传播是以传播为主轴，由4个不同的传递层次将健康相关的内容扩散出去的行为，这4个层次是自我个体传播、人际传播、组织传播和大众传播。因此，在早期的健康传播研究中，以这4个层次界定的研究类型是主导范式，尤其是人际传播和大众传播的交互地带——关注医患关系和热点话题的健康宣导活动的传播学研究，是海外健康传播研究的经典议题，一直保持着在健康传播

---

① Cf. Roper W.L., Health Communication Takes on New Dimensions at CDC, *Public Health Reports*, 1993, pp.179–183.

研究主题中的主导地位。[①]

这 4 个层次的研究内容主要如下：涉及个人的生理、心理健康状况等内容的自我个体的层次；包括医患关系、医生与患者家属的关系等内容的人际层次；包含医院与患者的关系、医护人员的在职训练等内容的组织层次；关注媒介议题设置、媒介与受众的关系等内容的大众层次。此外，健康传播的研究还包括疾病预防、健康教育、政策制定以及健康生活方式的推广等。[②]

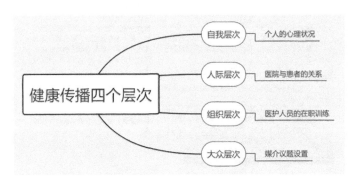

图 2-4　健康传播的 4 个层次

## 三、健康传播与传播学

从学术领域来看，健康传播是传播学研究的一个分支。

传播学诞生于 20 世纪 40 年代的美国，是社会学、政治学、心理学和人类学等诸多跨学科研究的产物，是一门研究人类社会传播行为和规律的学问。在传播学的学术版图中，发展传播学、政治传播、跨文化传播和健康传播等分支都在第二次世界大战以后得到了迅速的发展。其中，健康传播研究关注健康信息的传播过程和规律、健康传播的作用效果以及公众健康认知和行为的影响因素等方面。近些年来全球范围内重大疫情频发，普及健康信息的新媒体迅速发展，公共健康成为全社会的焦点问题，健康传播研究的议题得到了越来越多传

---

① 参见苏婧、李智宇：《超越想象的贫瘠：近年来海内外健康传播研究趋势及对比》，《全球传媒学刊》2019 年第 3 期。

② Cf. Rogers E.M，"The Field of Health Communication Today:An Up-to-Date Report"，*Journal of Health Communication*，1996，（1）pp.15–23.

播学者的关注。①

## 四、健康传播和医疗健康

关于健康传播和医疗健康的关系，可以从以下 3 个维度进行理解：

首先，从实践的角度来看，健康传播是连接医疗、健康专业领域和公众健康问题的桥梁。② 作为一架桥梁，通过健康知识的传播促进公众健康知识素养的提升，从而营造一个健康社会，是健康传播的主要宗旨。在这个链条中，医疗健康是极为重要的一环，既关系到个体生命的存系和发展，也影响着整个社会的人口资源状况。

其次，在历史的维度中，健康传播的起源发展也与医疗健康领域息息相关。1971 年美国推进的"斯坦福心脏预防计划"开启了医疗专家和传播学者合作的先河，被视作健康传播研究的里程碑。随后的数十年间，围绕艾滋病预防、毒品滥用和青少年性交等主题，美国兴起了大量的健康传播实践活动，有力地促进了医疗健康、大众传播和公共管理的结合，并产生了深远的社会影响。

最后，从学术的角度来看，医疗健康也是健康传播研究的一个重要议题。作为传播学研究的一个重要分支，健康传播研究也具有很明显的跨学科性质，其研究主题呈现多元化趋势，而健康传播医疗卫生服务（Health Care Delivery）和健康促进（Health Promotion）则是健康传播研究的重要议题，前者将重心放在医疗服务的研究上，后者则关注传播效果，旨在研究如何通过传播媒介促进公共健康。③

---

① 参见闫婧、李喜根：《健康传播研究的理论关照、模型构建与创新要素》，《国际新闻界》2015 年第 11 期。

② Cf. Jackson L.D, "Information Complexity and Medical Communication: The Effects of Technical Language and amount of Information in a Medical Message", *Health Communication*, 1992, 4, pp.197–210.

③ Cf. Kreps, Gary L, "The Evolution and Advancement of Health Communication Inquiry", *Annals of the International Communication Association*, 2001, 24, pp.231–253.

### 五、医疗传播和医疗健康

传统的思想观念认为，医疗卫生机构以疾病治疗为中心，但在新的时代环境下，医疗健康服务体系应融合健康传播、健康教育、健康促进和疾病防治为一体，建立医疗健康传播机制。

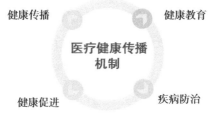

健康传播　　　　　健康教育

**医疗健康传播机制**

健康促进　　　　　疾病防治

图 2-5　新型医疗健康传播机制

医疗传播与医疗健康密切相关。首先，医疗卫生机构发布和传播健康科普知识，并在诊疗过程中主动提供健康指导；其次，患者及其亲属融入医疗传播过程中，促进患者及其家属对医疗卫生机构和医疗过程的理解和配合；最后，医疗传播积极鼓励医务人员与社会大众相互反馈信息，进行积极互动，对全社会医疗健康观念的进步具有重要意义。

有学者提出，在新冠疫情背景下，医疗传播要求传播主体、传播方式、传播媒介协同促进医疗健康。在传播主体上，公共卫生、临床、应急等专业领域人员积极参与；在传播内容上，坚持科学态度，普及卫生常识与基本技能；在传播方式上，

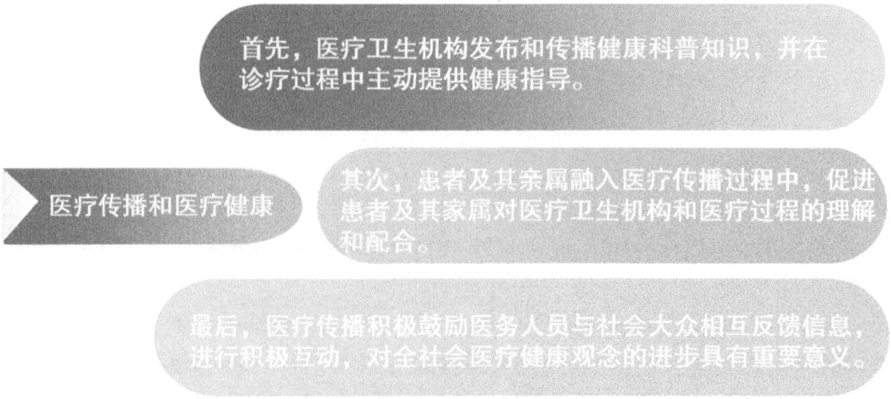

首先，医疗卫生机构发布和传播健康科普知识，并在诊疗过程中主动提供健康指导。

**医疗传播和医疗健康**

其次，患者及其亲属融入医疗传播过程中，促进患者及其家属对医疗卫生机构和医疗过程的理解和配合。

最后，医疗传播积极鼓励医务人员与社会大众相互反馈信息，进行积极互动，对全社会医疗健康观念的进步具有重要意义。

图 2-6　医疗传播和医疗健康的联系

综合运用各种方式，构建信息化传播渠道，提高社会参与的广度和深度，以实践为导向加强民众医学应急技能；在传播媒介上，充分运用各种媒体和传播手段，强化主流媒体的引导作用。①

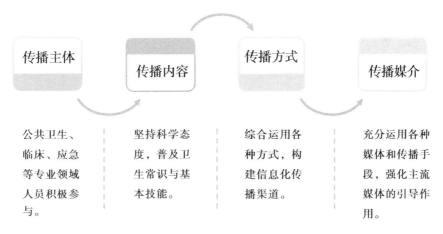

图 2-7　新冠疫情背景下的医疗传播

## 第二节　国内外健康传播研究与实践概况

### 一、国外健康传播研究与实践概况

（一）国外健康传播的研究与实践

健康和传播一直是人类实践的重要主题，二者都同人类文明的生命一样古老。它们在部落口口相传的医药古方中结合，在文字造就的不断继承和发展的医药典籍中积淀，在人类代代沿袭的强身防病的生活常识中形塑，最终汇聚于医疗技术水平和传播科技勃发的现代，成为我们今天所定义的健康传播。从学术的角度来看，健康传播作为一门学科，其研究与实践最早可以追溯至美国的斯坦福心脏病预防计划。

1. 斯坦福心脏病预防计划

健康传播的社会实践源于社会发展对普及公共卫生知识的需求，可追溯至

---

① 参见孙烽、王掎、刘中民：《灾难医学框架下公共卫生体系建设的思考与展望——基于新冠疫情背景》，《中华灾害救援医学》2021 年第 3 期。

1971 年斯坦福大学的心脏病预防计划（Stanford Heart Disease Prevention Program，简称 SHDPP）。这个项目由斯坦福大学心脏病预防小组执行，旨在检验健康教育对心血管病风险因素的减少作用，该小组选定了加州北部的 3 个社区，进行了为期 3 年的干预计划。小组最终的干预结果是成功的，干预社区的人们在劝服下，通过调整饮食结构、进行体育锻炼等方式，减少了心血管病的风险因素。[1]

**背景知识**

斯坦福心脏病预防计划的进行与美国当时的社会环境背景息息相关。第二次世界大战后实行福利型社会政策的美国，人民的生活质量得到了提升，却也产生因运动缺乏而导致的国民健康问题。当时，联邦政府了提出"创造更加健康的美国"（Healthier US）的倡议，美国卫生与公共服务部（HHS）在 1980 年开启国家健康战略计划，同年美国政府颁布了《健康公民 1990 计划》，把增强国民身体素质作为国家发展的重要目标之一。在政府的倡导和经费支持下，社会组织开展了围绕国民健康主题的大量研究，基于体力活动、健康体能与慢性疾病、心血管疾病以及全因死亡等研究成果不断涌现，运动与健康之间的关系得到了进一步探索。[2]

2. 美国国立卫生研究院和美国运动医学学会

在健康传播的研究实践层面，美国国立卫生研究院（National Institutes of Health，NIH）和美国运动医学学会（American College of Sports Medicine，ACSM）作出了诸多贡献。

**背景知识**

NIH 是美国最高水平的医学研究机构，拥有国家老年研究所（NIA）、国家心血管病研究所（NHLBI）等 27 个研究机构，进行了癌症、神经病

---

① 参见郇建立：《慢性病的社区干预：美国斯坦福五城市项目的经验教训》，《健康中国观察》2020 年第 6 期。

② 参见彭国强、舒盛芳：《美国运动健康促进服务体系及其对健康中国的启示》，《体育与科学》2016 年第 5 期。

学、临床医学、基因等方向的大量研究，促进了美国健康医疗事业的发展。同时，NIH 还设立了研究基金（IRP），用以帮助旨在降低疾病风险的相关研究。并出版了《运动与心脏》（*Exercise and Your Heart*）和《运动与骨骼》（*Exercise for Your Bone Health*）等用于运动健康科普的读物，在普及健康理念、指导国民科学运动等方面发挥了作用。

ACSM 以"运动是良医"（Exercise is medicine）为核心理念，为国民提供健康知识科普、运动健康指导、制定个性化运动处方等健康指导服务，旨在更新公民的健康理念，提高公民的身体素质。经过 11 年的发展，"运动是良医"项目现在已经成为通过运动预防和防御疾病的全球性组织。[①]

（二）国外健康传播的学术发展

随着健康运动促进和健康传播实践的发展，传播学研究者开始将目光放到这一原本属于医疗健康和公共卫生研究领域的议题。1972 年学者 Korsch 和 Negrete 进行了关于医患关系的沟通研究，发表在"*Scientific American*"杂志上的"Docter-Patient Communication"一文，拉开了健康传播研究的序幕。[②] 此后，围绕医患关系这一经典主题，传播学者进行了丰富的研究，既包括对整体医患关系的模式和理论的探讨，也涉及针对包括科室、疾病等在内的精准化场景研究。如今，健康传播研究著述颇丰，研究内容和研究主题丰富多元，逐渐发展成由公共卫生、医学与传播学合作，传播学为主导的研究格局。[③]

1. 研究范式的变迁

经过近 50 年的发展，健康传播研究经历了早期以实证主义和结构功能主义为主导的研究阶段，随着近 20 余年来诠释和批判范式的回归，形成了后实证主义与

---

① 参见彭国强、舒盛芳：《美国运动健康促进服务体系及其对健康中国的启示》，《体育与科学》2016 年第 5 期。

② 参见苏婧、李智宇：《超越想象的贫瘠：近年来海内外健康传播研究趋势及对比》，《全球传媒学刊》2019 年第 3 期。

③ 参见张自力：《健康传播学：身与心的交融》，北京大学出版社 2009 年版，第 10—15 页。

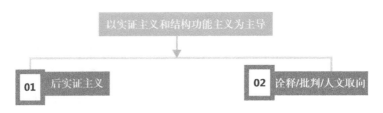

图 2-8　健康传播的研究范式变迁

诠释／批判／人文取向并驾齐驱的研究版图。

后实证主义继承了美国实证主义和量化研究的传统，采用问卷调查和内容分析等研究方法，发展了一系列的模型和理论框架，关注对健康行为结果的预测、解释和控制。

诠释／批判／文化取向继承了社会互动的理论主张，认为健康是通过人类互动和社会关系被建构和赋予意义的概念，例如医美和网红经济构建的"白幼瘦"审美成为人们潜移默化中认同的一种身体理念，这是资本和社会建构的结果。这一研究取向采用了定性和质化的研究方法，关注社会互动中的健康意义的生成，探讨健康传播的社会权力建构过程以及强调发掘边缘团体的声音。[①]

2.学术刊物的成立

随着研究学者的日渐增多，与健康传播相关的国际研讨会和刊物开始建立。国际传播学会（International Communication Association，ICA）于 1972 年成立了治疗传播兴趣小组，在 1975 年的芝加哥年会上，治疗传播兴趣小组被正式更名为健康传播学会（ICA-Health Communication Division）。同年，美国传播学会（American communication association，NCA）也成立了健康传播分会。1985 年美国成立了健康传播委员会（Commission for Health Communication），并召开了健康传播的第一次学术会议"医学传播会议"（Medical Communication Conference）。1989 年健康传播期刊 *Health Communication* 问世，1996 年 *Journal of Health Communication* 也正式发刊出行，这两本刊物都是 SSCI 期刊，为学者提供了分享健康传播研

---

① 参见苏婧、李智宇：《超越想象的贫瘠：近年来海内外健康传播研究趋势及对比》，《全球传媒学刊》2019 年第 3 期。

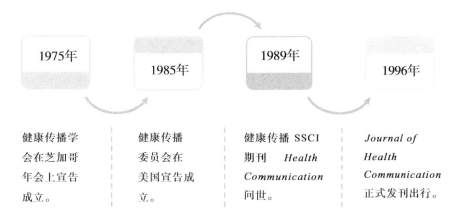

图 2-9　健康传播的期刊发展史

究成果的平台。[1]

3.研究机构的发展

除此外，大学也开始设立健康传播专业，开设健康传播学课程，出版健康传播专业书籍，加快了健康传播学科建设的进程。1984 年第一本健康传播研究专著《健康传播：理论与实践》（Kreps, Thornton. *Health Communication: Theory and Practice*. New York: Longman，1984.）问世，随后 *The Physician's Guide to Better Communication*（Sharf，1984，Glenview，Ⅲ: Scott，Foresman） 和 *Health Communication: A Handbook for Professional*（Northouse & Northouse，1985，Englewood Cliffs，N.J.: Prentice-Hall）等著作相继出版，补充了健康传播起步之时的研究空白。在学科建设上，当前开设健康传播学课程的大学有明尼苏达大学、宾夕法尼亚大学、南加州大学和斯坦福大学等，其中肯塔基大学、斯坦福大学和南加州大学是全美健康传播研究的中心。如今，健康传播研究有着自己的专业协会、专业刊物、专业书籍和专业研究机构，已成为传播学研究中颇受瞩目的新兴学科。[2]

---

[1]　参见苏婧、李智宇：《超越想象的贫瘠：近年来海内外健康传播研究趋势及对比》，《全球传媒学刊》2019 年第 3 期。

[2]　参见王迪：《健康传播研究回顾与前瞻》，《国外社会科学》2006 年第 5 期。

## 二、中国健康传播研究与实践概况

（一）中国健康传播的实践历程

1. 爱国卫生运动

新中国健康传播的运动实践最早可追溯至1952年兴起的爱国卫生运动。新中国成立伊始，面对着鼠疫、天花和霍乱等传染病的威胁，出于保护人民的生命财产安全、构建健康安全社会环境的考虑，全国上下都展开了卫生防疫工作，并取得了不错的成果。到了1952年，在党和政府的号召下，全国人民掀起了浩浩荡荡的爱国卫生运动。这场爱国卫生运动以反对美军细菌战为中心，进行了卫生环境大扫除、卫生常识教育以及灭蝇捕鼠等"除四害"的工作，大大改善了城乡环境面貌，几种烈性传染病也基本上得到了控制，为增强人民体质和预防传染疾病发挥了重要的作用。[1]

作为中国健康传播运动的里程碑，爱国卫生运动具有鲜明的中国特色理念。爱国卫生运动不仅是一场健康运动，还是一次群众运动，它以"爱国"为核心，组织群众参与到国家的公共卫生和疾病防控的事业中。在这一过程中，群众的自主性得到了极大的体现，将群众的爱国热情转换成具体的实际卫生行动，卫生清扫成为个体践行国家公民责任的爱国心的体现，这种自发的自下而上的健康传播实践与西方自上而下式的精英宣导形成了鲜明的对比。[2]

如今，中国一直还在进行爱国卫生运动。2015年，国务院印发《关于进一步加强新时期爱国卫生工作的意见》，就做好新形势下的爱国卫生工作提出明确要求。习近平总书记2020年3月2日在北京考察新冠肺炎防控科研攻关工作时强调："坚持开展爱国卫生运动"；2020年4月在浙江考察时再次强调："要深入开展爱国卫生运动，推进城乡环境整治，完善公共卫生设施，提倡文明健康、绿色环保的生活方式。"各地区、各部门继承和发扬爱国卫生运动优良传统，不断丰富工作内涵，完善工作机制，创新工作方法。爱国卫生工作成为政府公共卫生和健康教育工作中的常设项目，也成为一种"中国式"的健康教育模式。

---

① 参见肖爱树：《1949—1959年爱国卫生运动述论》，《当代中国史研究》2003年第1期。

② 参见苏婧、李智宇：《超越想象的贫瘠：近年来海内外健康传播研究趋势及对比》，《全球传媒学刊》2019年第3期。

云南省人民政府办公厅在 2020 年制定了推进爱国卫生"7 个专项行动"方案，提出集中开展为期一年半的"清垃圾、扫厕所、勤洗手、净餐馆、常消毒、管集市、众参与"的爱国卫生"7 个专项行动"。

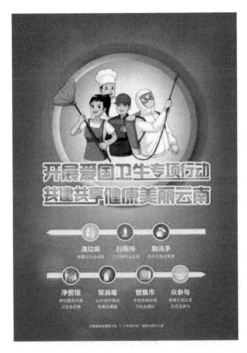

图 2-10　云南省推进爱国卫生"7 个专项行动"

资料来源：详见澎湃新闻 https://www.thepaper.cn/newsDetail_forward_10144728。

**2. 慢性病防治**

改革开放以后，卫生部启动"国家慢性病预防重点试点项目"，提出针对恶性肿瘤、冠心病、脑卒中和高血压进行"四病防治"的计划，将慢性病预防工作列为国家疾病预防事业的重点。1996 年，卫生部发布了《中国非传染性疾病控制规划》，提出要建立以社区为基础、多因素干预、防治结合的慢性病防治体系。1997 年至 2004 年，卫生部在全国建立了 32 个慢性病综合防治社区示范点，进行慢性疾病健康知识的科普工作，并逐步普及了高血压和糖尿病社区防治等慢性疾病项目。新世纪以来，随着国家逐步完善城镇职工基本医疗保险，加快推进基本公共卫生服务均等化，慢性病防治有了更多的制度保障。2011 年，卫生部发布了《全国慢性病预防控制工作规范》（试行），标志着我国的慢性病防治工作走向科学化、系统化和规范化的道路。①

"中国健康知识传播激励计划"是中国在医疗健康公共卫生领域进行的一个重要项目，旨在通过提高大众媒体健康报道的质量，帮助公众预防慢性疾病，提高全民身体素质。

2005 年，卫生部疾病预防控制局、新闻宣传办公室和中华全国新闻工作者协会新闻发展中心共同发起了这一项目，开展了围绕健康生活方式和慢性病的系列主题活动，主题涉及高血压、癌症、糖尿病和骨质疏松等健康医疗话题，促进了健康生活方式的科普传播。

经历数十年的发展，"中国健康知识传播激励计划"如今已经成为慢性病防控的品牌项目，在传播健康理念、促进健康行为等方面作出了贡献。②

（二）中国健康传播的学术发展

1．"传播学者"缺位阶段

西方的健康传播学研究脱胎于传播学科的母体之中，而我国的健康传播学科在发展初期则经历了"传播学者缺位"的过程和阶段。

1987 年，在首次举行的全国健康教育理论学习研讨会上，与会者就健康和教育的议题进行了讨论，此后健康教育而非健康传播主导了医疗健康和公共卫生领域的研究。1993 年，爱国卫生运动委员会组织编撰了《健康传播学》，这是我国第一本以健康传播命名的专著，却是由公共卫生学者编写的。③ 自 1999 年以来，在我国有关健康传播的研究中，来自医疗健康领域的论文占据了 77.1%，而来自新闻传播

---

① 参见单大圣：《中国慢性病防治管理体制的变迁及评价》，《卫生软科学》2015 年第 2 期。

② 参见涂光晋、张媛媛：《中国健康传播运动实践研究》，《国际新闻界》2012 年第 6 期。

③ 参见苏婧、李智宇：《超越想象的贫瘠：近年来海内外健康传播研究趋势及对比》，《全球传媒学刊》2019 年第 3 期。

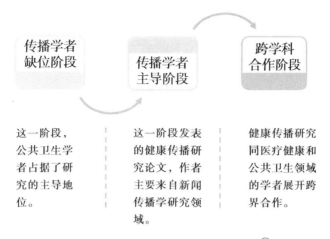

| 传播学者<br>缺位阶段 | 传播学者<br>主导阶段 | 跨学科<br>合作阶段 |
|---|---|---|
| 这一阶段，公共卫生学者占据了研究的主导地位。 | 这一阶段发表的健康传播研究论文，作者主要来自新闻传播学研究领域。 | 健康传播研究同医疗健康和公共卫生领域的学者展开跨界合作。 |

图 2-11　中国健康传播的学术发展阶段 [1]

学界的研究视角只有 22.9%。[2]

　　总之，这一阶段的中国健康传播研究聚焦公共卫生领域，公共卫生学者占据了研究的主导地位，这一学术视角与其说是健康传播研究，不如说是健康教育研究更为妥当。

　　2. 传播学者主导阶段

　　在 21 世纪的前 10 年，我国的健康传播研究进入了以"大众传播效果研究"为主的传播学者主导的阶段。这一阶段发表的健康传播研究论文，作者主要来自新闻传播学研究领域，占据总数的 77.4%，和第一阶段相比发生了较大的变化。

　　在学术专著上，张自力于 2009 年出版的《健康传播学——身与心的交融》相较以往有了较大的突破，开始从人际传播和大众传播层面探讨健康传播的效果问题，标志着传播学导向的健康传播研究开始出现。

　　此外，在 SARS 病毒暴发和 H1N1 流感肆虐之际，传播学者针对突发的社会公共卫生热点问题，进行了大众媒体如何呈现突发性传染疾病等相关议题的研究，体现了传播学者在公共卫生领域的学术关怀。

　　3. 跨学科合作阶段

　　如今，我国的健康传播研究进入了以"社交媒体与数据挖掘研究"为主的跨学

---

　　① 参见宫贺：《对话何以成为可能：社交媒体情境下中国健康传播研究的路径与挑战》，《国际新闻界》2019 年第 6 期。

　　② 参见喻国明、路建楠：《中国健康传播的研究现状、问题及走向》，《当代传播》2011 年第 1 期。

科合作阶段。跨学科合作是指，当前的健康传播研究需要改变以往单兵作战的学术研究传统，主动打破学科壁垒和藩篱，同医疗健康和公共卫生领域的学者展开跨界合作。随着移动互联网技术的发展，社交媒体的出现打破了大众传播时代的传播生态，社交媒体时代的健康传播成为摆在当前健康传播研究学者面前的重要议题。

高度倚重专业权威的健康传播遭遇社交媒体文化的冲击，这是在社交媒体情境下健康传播面临的重要挑战，但在学术研究层面，尽管有学者关注到社交媒体的影响，但更多的视野仍然停留在大众传播阶段，造成了健康传播研究学术和实践的脱节。因此，这一阶段的研究任务在于探讨媒介对健康知识的普及作用，以及分析社交媒体下健康传播所面临的挑战与机会。

2021年中国新闻史学会健康传播专业委员会成立是这一阶段健康传播研究的代表性事件。在新冠疫情常态化的背景下，健康传播在中国新闻传播研究中的重要性不言而喻，现实的挑战给当下的健康传播研究带来了不少的难题，这也要求健康传播一改既有研究范式，进行创新与突破。健康传播专业委员会正是致力于立足当下中国实情，紧扣"健康中国"战略，回应时代的课题，进行教学与人才培养、科研与实践创新的重大突破。

（三）中国健康传播研究的特点

当下中国健康传播研究呈现如下特点[①]：

第一，体量规模增大，研究者队伍壮大。十年来我国健康传播研究在研究规模和产出上有很大突破，从最初少数学者的零星研究发展到广大硕士、博士研究生参与，规模性学术会议持续召开。单个科研项目成果、主题性研究成果众多，广度和深度实现双重突破，奠定了健康传播研究的坚实基础。

第二，基础性研究占主导，传播学异军突起。健康传播研究对不同学科的吸纳程度不足这一问题基本得到解决。在当前健康传播研究的队伍中，新闻传播背景的研究者比重较大，成果上以新闻传播方面的研究文献为主，基本覆盖健康传播中受众、媒介、传播效果和传播策略等方面。而且在来源学科上，呈现出新闻传播、生物医学、公共卫生安全三足鼎立的局面。

---

① 参见江昀、韩国康：《我国健康传播研究的特点与趋势——基于2007—2016年CNKI学术期刊网络出版数据库的文献分析》，《青年记者》2017年第29期。

　　第三，注重对健康传播史的梳理。与美国的健康传播研究集中关注大众健康传播媒介与效果领域相比，中国有相当数量的健康传播论文主要研究健康传播史，即包括对我国健康传播研究的发展历程进行综述，分析其现状与不足，并预测其趋势。①

　　第四，以案例研究为主流。有学者对健康传播文献的研究方法进行编码分析，发现目前案例分析法占据主导地位。在对某个科学议题的研究中，案例分析法常常与其他研究方法合用。

## 第三节　健康传播的载体与作用

### 一、健康传播的载体

　　在公共空间内，健康信息传播的主要方式是大众传播。大众传播可以通过广播、电视、电影、报纸、杂志和书籍等媒介进行。此外，卫生标语、卫生传单，以及置于闹市等公共场所的卫生宣传画廊也可以成为健康传播的传播载体。②

　　在健康传播领域，电视等大众传媒承担着传递健康信息、进行健康知识科普的重任，不仅提供了与医疗健康、公共卫生相关的新闻资讯，而且还通过健康医疗节目、电视剧展现医务人员的工作日常，拉近了观众与医务人员之间的距离。

　　而同样主要由大众传播媒介进行传播的医疗纪录片在健康传播领域则发挥着更加直接和重要的作用。医疗纪录片，是指采用全纪实拍摄手法制作的医疗题材纪录片，拍摄的主要场所在医院，拍摄的主要对象为医生、患者及家属。其将医疗故事作为主要情节，真实地展现医生的生活和工作状态。与医疗电视剧相比，医疗纪录片因其真实性，大大增加了医疗健康内容的可信度，具有构建和谐医患关系、引导直面生死的情感宣泄、多视角关注健康议题等健康传播的价值。例如医疗纪录片《人间世》通过沉浸式拍摄手法，全景式地还原了真实的医疗故事和医患关系，不

---

①　参见蔡志玲：《中美健康传播研究评析》，《东南传播》2012 年第 12 期。

②　参见王迪：《健康传播研究回顾与前瞻》，《国外社会科学》2006 年第 5 期。

回避矛盾、不逃避冲突，普及医学知识、尊重医学伦理，不仅取得了良好的社会效应，也成为上海市打造健康传播品牌的重要媒介。

近年来，随着互联网络技术的发展和智能终端的普及，人们更多通过智能手机、电脑获取健康信息。

 **案 例**

丁香医生 APP 是由医学网站丁香园团队研发创立的，该应用积极在健康领域为大众提供健康服务，提供健康科普内容、健康知识服务、健康商品以及在线问诊等，同时聚焦医院以外的健康场景，致力于做健康生活方式的向导。

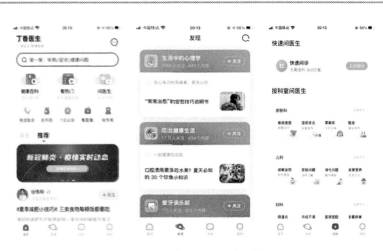

图 2-12　丁香医生 APP 截图界面

## 二、健康传播的作用

（一）作为风险社会沟通的中介

19 世纪的工业革命和科技革命高歌猛进，人类进入了现代社会，这个时代的生产力得到了极大发展，医疗技术水平提升至人类从未有过的高度，人们物质生活得到了极大的丰富。可现代化并未带来人的全面自由和解放，反而引发了一系列的现代化问题。于是，20 世纪的学者开始对现代性和现代化进行反思。在此背景下，贝克提出了风险社会的概念，而健康传播正是当下风险社会沟通的重要中介。

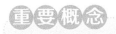

重要概念

## 风险社会

　　贝克认为，风险是人们在现代化过程中，由自身所引发的一种危险和不安全的方式，是现代化对人们产生的一种威胁力量，是现代化所引发的人们对全球化发展产生的一种怀疑后果。风险是现代社会的产物，是一个代表传统和自然被终结的概念。在此基础上，贝克提出了风险社会的概念，认为在现代社会中，包括政治、经济和文化在内的社会结构正处在转型之中，具有很大的不确定性，而随着全球化的扩张，这种不确定性将会引发全球范围内的普遍危机。

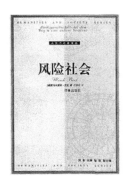

图 2-13　贝克著作《风险社会》

　　进入 21 世纪，几种影响重大的传染性疾病在全球范围内的肆虐，如非典、手足口病、埃博拉和新冠肺炎等，为贝克的风险社会理论增添了现实的注脚。健康问题本质上也是一种风险问题，公共卫生危机更是一次威胁到整个人类社会生存的重大风险事件，因而，如何降低人类健康发展过程中面对的各种风险，成为维系人类生存和发展的关键。

　　在这一过程中，健康传播作为风险沟通的中介，能够为身处风险中的大众提供专业的健康知识，为公众的心理疏导和行为引导提供直接帮助，缓解公众的恐慌和焦虑情绪，最终达到科学引导公众实施风险应对行为的作用。[①]

---

　　① 参见孙梦如、蒋莉、郭沁：《健康传播视角下公共卫生事件中公众风险感知与行为的研究路径》，《浙江大学学报（人文社会科学版）》2020 年第 3 期。

（二）卫生应急体系的一环

2003 年非典疫情在全球范围内的流行，不仅引发了世界范围内对传染病防治工作的重视，同时也促进了公共卫生应急管理体系的建立。[①]

我国的突发公共卫生事件应急管理体系也在非典后得到了快速发展，相关法律制度不断健全，相关应急处理机制也得到了完善。《突发公共卫生事件应急条例》《中华人民共和国传染病防治法》和《中华人民共和国突发事件应对法》等法律法规的颁布、修订，完善了我国应对突发公共卫生事件的法律保障，加强了对突发公共卫生事件中的信息管理和监测工作，规范了国家应对突发公共卫生事件的应急举措，推动了应急管理水平和事件处置能力的提升。

在重大突发公共卫生事件中，人们对权威科学信息的需求量极大，健康传播也越来越成为我国卫生应急管理体系的重要一环，发挥着公共卫生相关新闻资讯报道、医疗专业知识科普宣传、协助政府进行资源调配等方面的作用。

2020 年，首都医科大学附属北京地坛医院针对新冠肺炎疫情进行的健康内容传播，在抚平公众情绪、普及健康知识等方面发挥了积极的作用。

一方面，地坛医院利用丰富的资源与素材讲述有温度的抗疫故事，让疫情时期的公众看到了战胜疫情的希望。另一方面，积极创作接地气的科普内容，通过"故事 + 案例 + 科普知识点"结合的形式，让科普产品更具可读性。

"北京地坛医院"公众号发布的文章《5 个专家出 1 个门诊，这是什么操作》，从一位"特殊孕妇"小云的故事出发向公众科普了"什么是MDT"及"哪些患者需要看高危妊娠 MDT 门诊"等，做到了接地气的知识科普。[②]

① 参见锁箭、杨涵、向凯：《我国突发公共卫生事件应急管理体系：现实、国际经验与未来构想》，《电子科技大学学报》2020 年第 3 期。

② 参见巩阳、陈明莲：《突发公共卫生事件中公立医院参与健康传播的创新实践——以北京地坛医院为例》，《新闻与写作》2021 年第 5 期。

扫码收看
本章视频教程

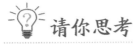 请你思考

1. 你认为健康的概念变迁受到哪些因素的影响？

2. 请比较中西方界定的健康传播定义的区别。

3. 请对比中外健康传播实践起源的差异。

4. 重新审视爱国卫生运动，它对于当下中国的健康传播研究和实践有什么样的启示？

5. 请你谈谈电影在健康传播中起到的作用。

6. 结合新冠疫情，谈谈你对健康传播意义的认识。

# 第三章　新媒体健康传播概述

1. 了解并掌握新媒体健康传播的概念及特点
2. 了解新媒体健康传播的起源及在国内外的发展现状
3. 结合案例分清新媒体健康传播的五个类别
4. 了解新媒体健康传播的主要作用和意义、发展机遇与挑战
5. 熟知新媒体健康传播的常见场域

## 第一节　什么是新媒体健康传播

### 一、新媒体健康传播的概念

（一）新媒体健康传播是什么

新媒体健康传播被定义为借助新媒体开展的健康传播[①]，包括使用网络媒体、手机媒体及两者融合而成的移动互联网以及其他具有互动性的数字媒体形式开展的健康传播。它是健康传播在新媒体环境下的新的表现形式，是对其他健康传播途径的有益补充而非替代。

（二）新媒体健康传播的内涵及外延

新媒体技术的兴起促进了健康传播的发展，拓宽了健康传播的范畴和维度。新媒体技术在健康传播领域的应用并不仅指文字传递，还包括通过其他新媒体技术实现人与物、物与物之间的数据传递，这也属于新媒体健康传播领域。因此新媒体健

---

① 参见李长宁、李杰：《新媒体健康传播》，中国协和医科大学出版社 2019 年版，第 5—7 页。

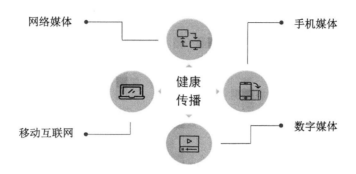

图 3-1 承载健康传播的媒体形式

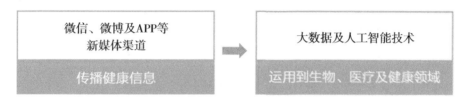

图 3-2 健康传播传播渠道的变化

康传播的内涵包含两个方面：一般而言，新媒体健康传播是指通过新媒体渠道传播健康信息，利用微信、微博及 APP 等平台开展有关健康信息的传播活动；从更广的范围来看，新媒体健康传播还包括将新媒体技术，例如大数据及人工智能等，应用到生物科学、医疗器械及健康家电等领域，以促进健康信息更好流通。

新媒体健康传播起源于互联网技术在健康传播领域的应用，所以有学者将新媒体健康传播纳入互联网健康传播的一部分。目前关于互联网健康传播的研究很多，美国国家医学研究院给出的定义是：个体（消费者、病人、护理提供者、专家）通过电子设备、传播技术来传递健康信息和接受与健康相关的指导和建议[1]，因此互联网健康传播所包含的范围更广。

如今的互联网技术日新月异，就为新媒体健康传播带来了更多可能性：

---

① Cf. Institute of Medicine（U.S），"Speaking of Health: Assessing Health Communication Strategies for Diverse Populations"，*National Academies Press*, 2002,（204），转引自王学成、刘长喜：《互联网在健康传播、病患医疗决策中的作用与影响研究——基于对上海中心城区居民的调查分析》，《新闻大学》2012年第 1 期，第 109—115 页。

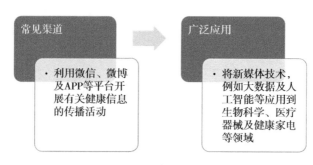

图 3-3 新媒体健康传播常见渠道与广泛应用

## 远程人体手术——帕金森病"脑起搏器"植入手术

2019 年 3 月，全国首例基于 5G 的远程人体手术——帕金森病"脑起搏器"植入手术成功完成，海南的神经外科专家凌至培主任，通过中国移动 5G 网络实时传送的高清视频画面，远程操控手术器械，成功为身处中国人民解放军总医院的一位患者完成了"脑起搏器"植入手术。该手术的成功意味着 5G 技术在医疗实践领域实现了新的突破，随着互联网技术不断发展成熟，新媒体健康传播将会迈向更高的台阶。

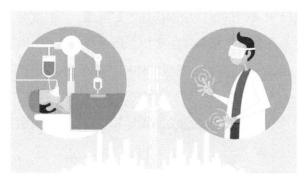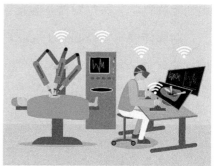

图 3-4 基于 5G 的远程人体手术——帕金森病"脑起搏器"植入手术

## 二、新媒体健康传播的特点

（一）多元主体参与传播，与受众及时互动

传统媒体阶段的健康传播多以广播、电视、报纸、杂志为主要传播媒介，这一

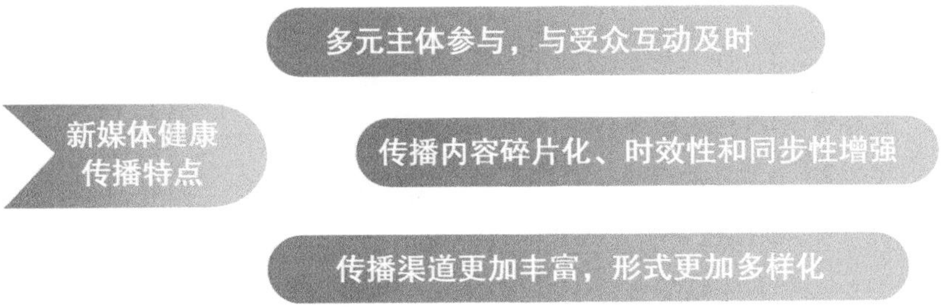

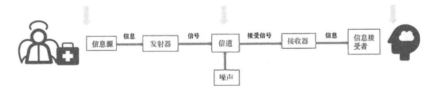

图 3-5　新媒体健康传播的特点

阶段也被称为大众传播时代。该阶段的健康传播活动大多呈线性传播特点，是一对多的形式，即由单个大众传播媒介面向大规模的多个受众开展传播活动。其次，传播主体往往只有一个，比较单一。最后，在信息反馈机制方面，信息从大众媒介传播出来后，受众如何接收、受众有何建议都很难再反馈回大众传播媒介，信息的流通的反馈机制匮乏。

基于大众传播媒介：香农和威沃的"信息传递观"(Shannon and Weaver, 1963: 7)

信息从信源或"传者"一端出发，通过传送媒介或通道进行传输，最后抵达终点或"受者"。

图 3-6　大众传播媒介的信息传递模型

而在新媒体时代，传播模式由传统媒体时代的"一对多"转变为"多对多"，传播主体更加多元化。这样的转变有两点原因：一方面，新媒体平台相较于传统媒体，门槛较低，使得普通民众可以更多地参与到健康传播过程中来。而他们在成为健康信息传播主体与接收者的同时，也可能成为信息的传者。另一方面，新媒体平台也成为培育关键意见领袖的土壤，来自各行各业、对健康及医疗卫生领域有深入了解的用户，可以凭借分享相关信息迅速成长为公共意见场中的意见领袖（即KOL，Key Opinion Leader）①，同时，一些政务部门及相关社会组织也可以通过入驻

---

①　是营销学上的概念，通常被定义为：拥有更多、更准确的产品信息，且为相关群体所接受或信任，并对该群体的购买行为有较大影响力的人。

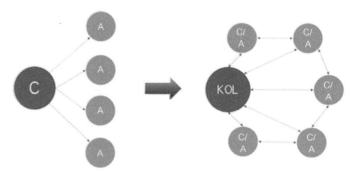

C:传播者（Communicator）；A:受众（Audience）；KOL:头部关键意见领袖（Key Opinion Leader）

图 3-7 "一对多"向"多对多"转变

新媒体平台来开展健康传播活动，以扩大自身影响力。

新媒体同时解决了过去健康传播互动性匮乏的难题。一般而言的新媒体互动性包括受众的意见发表和态度反馈，同时，信息发布者若能及时收到受众的反馈，才能对健康信息进行调整补充，对回馈信息进行讨论和分享，使健康传播链得到延长。[①] 在这一互动过程中，健康信息的影响范围也得到迅速扩大。新媒体健康传播的互动性不仅体现在这一点，一些互动性较强的寻医问诊类网站及 APP 的出现使得受众能够得到及时的诊疗建议，解决健康诊疗问题，这也是新媒体健康传播的特点之一。

（二）传播内容碎片化、时效性和同步性增强

大众传播时代的健康传播受传统媒介技术的制作、发行和传播周期限制，传播内容多在固定时间段集中输出，信息时效性和同步性有时无法得到保障。例如日报往往在前一夜定稿、印刷，次日早上发行销售；广播电视节目内容的制作、包装也需要一定的时间，很难保证信息传递的实时性和同步性。伴随着移动互联网、智能手机和 APP 应用等新媒体技术的发展，曾经困扰传统媒体的难题得到了技术上的解决。首先，越来越多的新媒体使用者通过网络可以在任何时间、地点接收信息，这使得新媒体的健康信息多以碎片化方式呈现，进行"短、平、快"的传播。例如，新浪微博最初对平台发布内容长度有明确限制，每条微博内容的

---

① 参见常松、王慧：《我国健康传播学的研究和发展趋势》，《当代传播》2021 年第 2 期，第 48—50 页。

| 传播内容碎片化 | 时效性和同步性增强 |
|---|---|
| ·新媒体使用者可以通过网络、微信和微博来接收信息，信息接收超越了时间和空间，使得信息接收可以在任何时间、地点中进行 | ·信息的采集、编辑、制作和发布得以快速进行，突破了传统有形新闻编辑室的时空限制，信息采集可以在任何地区开展，最新的消息也能以多元的形式短平快地进行整合和发布<br>·实时性的信息传播也大大提升了受众获取信息的效率 |

图 3-8　新媒体健康传播中传播内容碎片化与时效性和同步性增强

字数限制在 140 个汉字内。随着互联网"点击式"阅读的发展，碎片化成为网络信息的主要呈现形式。

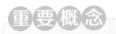

### 碎片化信息传播

　　碎片化信息的优势在于篇幅更加简短、发布时间不受限，因此对于当前生活节奏不断加快的受众来说，碎片化阅读成为新媒体使用者接触信息的主要媒介使用情境之一。但是通过碎片化情境接收的健康信息容易存在系统性缺乏的特点，还需要具有权威性和公信力的部门系统地整合信息发布的制度安排。①

　　其次，新媒体健康传播具有时效性和同步性的优势。对新闻机构、公共部门而言，信息的采集、编辑、制作和发布也得以快速进行，突破了传统有形新闻编辑室的时空限制，信息采集可以在任何地区开展，最新的消息也能以多元的形式短平快地进行整合和发布，信息传递的及时性和同步性大大提升。

---

① 　参见张易昔：《健康传播在新媒体环境下面临的机遇与挑战》，《新闻传播》2018 年第 4 期。

**案 例**

疫情期间火神山、雷神山两所医院建设的在线直播

　　新冠疫情暴发前期，武汉疫情防控牵动了全国公众的心。为了对感染病人进行集中医治，武汉防控指挥部筹建火神山、雷神山两所医院，并开设了在线直播，使得全国公众得以在第一时间看到两所医院的施工进展。在 2020 年 1 月下旬，每个深夜仍有成千上万的公众通过互联网观看两所医院的施工直播。1 月 28 日 17:15 分左右，在线观看雷神山医院建设最前线慢直播在线人数共有 624 万；火神山医院建设的在线观看人数也超过400 万人。新媒体健康传播的时效性和及时性有效地缓解了受众在疫情初期由于信息获取不对称不及时所产生的焦虑情绪和应激反应。

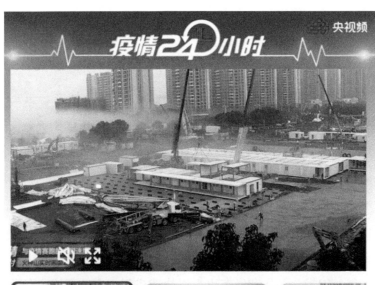

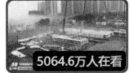
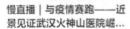
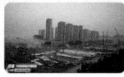

图 3-9　火神山、雷神山两所医院建设的在线直播

（三）传播渠道更加丰富，形式更加多样化

传统的健康传播通常以大众传播媒介为主要传播媒介，传播渠道较单一，传播形式也主要以文字、图片、音频及视频为主。大多数传统大众传播媒介只能具备一到两种模态的传播形式。例如，报纸、杂志只能依靠文字和图像两种模态进行传播，广播只能依靠声音模态进行传播，电视的出现曾经被认为是传播媒介技术的变革，超越了时间和空间的限制，同时兼具文字、图像、声音和影像多种模态。

近年来，随着互联网的迅速发展，新媒体健康传播初具雏形。智能终端的广泛应用打通了互联网和现实世界的通道，健康传播渠道变得更加丰富。在此基础上，健康传播的形式愈加多样化，形成了健康类网站、社交类媒介及移动手机 APP 等共同发展的局面。随着移动 APP 的广泛应用，健康传播使人们从固定时间、固定网站、固定议题的媒介使用中解放出来，可以利用移动终端设备随时随地搜寻健康信息、获取健康知识。①

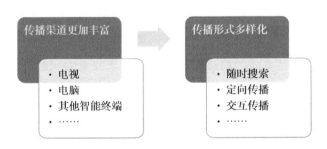

图 3-10　传播渠道丰富、传播形式多样

同时，新媒体健康传播的表现形式更加丰富，文字、图片、音频及视频不仅可以通过新媒体平台实现融合，还可以根据新媒体平台的特点进行优化和定向传播。过去的传统的广播实现了移动收听，还兼具交互性。例如，喜马拉雅 APP 实现了集广播、知识付费、用户生产内容（UGC）、社交属性为一体的应用平台。抖音、快手等视频 APP 也实现了视频传播的个性化和社会化生产和传播，而人工智能、云计算和大数据的发展也促使 VR、AR 技术开始应用到新媒体健康传播领域，数智化成为未来新媒体健康传播的新趋势。

① 参见林菲：《新媒体环境下健康传播问题探析》，《新媒体研究》2017 年第 7 期，第 9—11 页。

表 3-1　传统媒体阶段的健康传播与新媒体阶段的健康传播的传播特点比较

| 阶段 | 传播主体 | 传播方向 | 传播内容 | 传播渠道 | 受众人群 |
|------|---------|---------|---------|---------|---------|
| 传统媒体阶段的健康传播 | 单一 | 单向 | 时效性和同步性有时无法保障 | 单一 | 不能及时反馈 |
| 新媒体阶段的健康传播 | 多元化 | 双向 | 时效性和同步性增强 | 丰富且多样化 | 及时反馈 |

## 第二节　新媒体健康传播的起源与发展

### 一、新媒体健康传播的发源

（一）新媒体健康传播的理论起源

以互联网为对象的健康传播研究始于20世纪80年代末的美国健康传播研究。[①]最早对健康传播中新技术的研究集中于如何运用新技术平台来对更多的人进行更有效的健康干预，如生活方式的改进等。近年来，研究者的兴趣开始转向运用新技术创立网上社区、改进社会健康支持系统和提升公众的自我管理技能。[②]

就目前来说，国外有关新媒体健康传播的研究仍然集中在美国学术界，主要研究互联网在健康传播中起到的功能和效果，以及受众对互联网健康信息的使用行为。他们的研究普遍认为，互联网凭借其自身互动性强的优势在健康知识普及和健康行为改变方面有着极大的传播潜力，在某些情况下甚至可能取代传统媒体。[③]

我国有关互联网健康传播的研究较早开始于台湾地区。台湾地区的健康传播在20世纪60、70年代就已起步，20世纪90年代互联网刚一兴起，即进入台湾健康传播学者的视野，此时期互联网健康传播研究，重点关注互联网在健康保障体系的建立和保健预防中的功用，并对在线医疗和相关网站的建设以及公众的使用行为等进行了考察，试图建设一个健全的医疗保健网络，以科研成果促进公众服

---

① 参见高凡：《新媒体环境下的健康传播研究》，武汉理工大学硕士学位论文，2014年。

② 参见刘瑛：《互联网使用对个体健康行为的影响研究》，华中科技大学博士学位论文，2011年。

③ 参见黄力力：《以新浪微博为平台的健康传播研究》，内蒙古大学硕士学位论文，2014年。

务。[①] 大陆传播学者在这个领域的研究尚处于初始阶段，近期，关于互联网健康传播的研究多是关于健康传播网站的研究，关于微博等新媒体的健康传播研究刚刚崭露头角。[②]

中国的健康传播研究是伴随着重大危机而发展起来的跨学科研究领域，在公共舆论及危机公关领域，出现了散见的以医疗健康为议题的媒介议程设置及公共舆论研究，凝聚了早期的一批国内健康传播研究者。在此前以中国食品药品监督总局等为代表的公共卫生有关部门的引导下，国内高校逐步形成了系统建制的跨学科健康传播研究机构。2021年4月，我国新闻传播学科唯一的教育部直属的一级学会——中国新闻史学会投票通过了"健康传播专业委员会"的成立，标志着中国首个新闻传播领域的健康传播学术团体的建立。

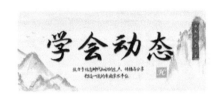

图 3-11　中国新闻史学会、健康传播专委会微信公众号截图

（二）新媒体健康传播的实践起源

新媒体健康传播起源于新技术在健康传播中的应用。健康传播中的新技术主要是指计算机技术以及由计算机驱动的电话技术、CD-ROM、掌上电脑等相关技术。

---

①　参见黄力力：《以新浪微博为平台的健康传播研究》，内蒙古大学硕士学位论文，2014年。
②　参见黄力力：《以新浪微博为平台的健康传播研究》，内蒙古大学硕士学位论文，2014年。

自1994年出现的网络浏览器改变了人们获知信息的方式以来，新技术迅速地渗透到健康传播的各个层面，比如运用新技术来加强社会支持，改善饮食习惯，提高服从性，增加安全行为和筛选，降低健康风险，促进病人、消费者和医护人员之间的沟通等。[①] 互联网逐渐成为人们生活的一部分，也成为健康传播的一个重要途径，这也就为后来新媒体健康传播的发展奠定了基础。

最初新媒体在健康传播领域的应用大多集中在信息的传递与接收方面。社交媒体平台的兴起改变了传统的健康信息传播方式，大数据平台的互联互通为健康信息的管理提供了支持，影音技术的发展促进了健康信息呈现方式的多样化。

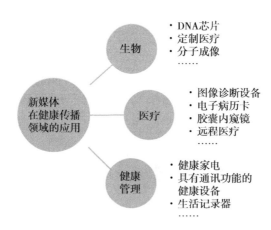

图3-12　国际新媒体健康传播的应用

### 江苏省人医完成首例 5G 远程肺癌手术

2019年5月13日，江苏省人民医院胸外科主任陈亮通过移动5G网络，实时指导南京江北浦口分院的胸外科副主任朱全医师团队，用两个小时成功为一名67岁的女性患者实施肺段切除手术，这是全国首例5G+MR（混合现实）远程实时肺癌手术。[②]

---

① 参见刘瑛：《互联网使用对个体健康行为的影响研究》，华中科技大学博士学位论文，2011年。

② 《省人医完成首例5G远程肺癌手术》，《新华日报》2019年5月14日。

随着新媒体技术的不断创新，在健康传播领域的应用也越来越广泛。在国际上，新媒体在健康传播领域的应用主要体现在3个方面：生物方面，包括DNA芯片、定制医疗、分子成像等；医疗方面，包括图像诊断设备、电子病历卡、胶囊内窥镜和远程医疗等；健康管理方面，包括健康家电、具有通讯功能的健康设备、生活记录器等。①在国内，5G技术成功应用于远程人体手术也是新媒体技术在实践中的重大突破。

## 二、开展新媒体健康传播的必要性

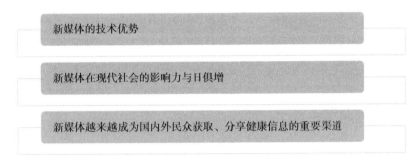

图3-13 开展新媒体健康传播的必要性

任何一项技术的发明最终都要应用于人类社会实践，并为人类社会服务，新媒体的出现也不例外。新媒体为信息传播领域带来的变化有目共睹，而健康传播作为信息传播中的重要组成部分，拥抱新媒体成为健康传播领域无法阻挡的发展趋势。

首先，这与互联网技术的特点与优势是分不开的。新技术能够快速地适应医护人员、病人以及消费者的需求；基于计算机的技术能够同时影响成千上万的人，为其提供学习和分享决策的平台；而且，新技术的成本往往低于传统技术。②这一点彰显了新媒体的技术优势，为新媒体在健康传播领域的应用奠定了基础。

其次，新媒体在现代社会的影响力与日俱增。中国互联网网络信息中心（CNNIC）发布的第49次《中国互联网络发展状况统计报告》显示，截至2021年

① 参见吴小坤、吴信训：《新媒体对健康传播的拓展》，《新媒体前沿》2010年第10期。

② Cf. Suggs," L.S.A 10-year Retrospective of Research in New Technologies for Health Communica-tion." *Journal of Health Communication*, 2006,（11），pp.61–74.转引自刘瑛：《互联网使用对个体健康行为的影响研究》，华中科技大学博士学位论文，2011年。

12 月，我国网民规模为 10.32 亿，互联网普及率达 73.0%，其中手机网民规模为 10.29 亿，使用手机上网的比例高达 99.7%①，手机网民规模的持续增长促进了手机端各种应用的发展，可见新媒体的传播力、影响力正在逐渐超过传统媒体，成为一支不可忽视的重要力量。

最后，新媒体越来越成为国内外民众获取、分享健康信息的重要渠道。一项 2019 年针对 2000 名 18 岁至 65 岁美国人的调查显示，44% 的调查对象经由社交媒体获取各种健康、健身信息或建议。② 国内的情况也类似，根据极光大数据发布的《2019 年社交网络行业研究报告》，在社区论坛兴趣领域排行 Top10 中，男女对"运动健康"的关注比例各占 32% 和 41.9%。③ 由此可见，健康传播与新媒体密不可分，新媒体成为健康传播重要传播载体。因此。理解新媒体健康传播、学会如何利用新媒体技术开展健康传播十分具有必要性。

## 三、国内外新媒体健康传播的发展现状

在国内，随着社会化媒体的迅猛发展，微博、微信、SNS 网站等媒介传播的健康内容受到大量关注，同时移动手机 APP 也成为健康传播的重要方式之一。④"两微一端"（微博、微信、移动客户端）作为新媒体的典型代表，也是新媒体健康传播的主要阵地。针对腾讯新闻用户在 2019 年 1 月至 6 月期间消费健康领域内容情况的调查发现，超四分之一用户关注"健康"内容，且随着人们生活水平的提高、社会主要矛盾的变化、中国人口老龄化的加剧，公众对健康问题的关注度将不断提升，"健康"内容的受众比例也将进一步提升。⑤

---

① 参见第 49 次《中国互联网络发展状况统计报告》，中华人民共和国国家互联网信息办公室，2021 年 2 月 3 日，http://www.cac.gov.cn/2021-02/03/c_1613923423079314.htm。

② 参见《近半数美国成人从网上获取健康信息》，新华社新媒体，2019 年 10 月 13 日，https://baijiahao.baidu.com/s?id=1647278433157008871&wfr=spider&for=pc。

③ 参见《2019 年社交网络行业研究报告》，极光大数据，2019 年 4 月 11 日，https://www.jiguang.cn/reports/381。

④ 参见郭智卓：《新媒体环境下的健康传播研究》，《新闻世界》2014 年第 4 期，第 159—161 页。

⑤ 《全媒派 ConTech：2019 健康领域内容传播趋势报告》，中文互联网数据资讯网，2019 年 7 月 30 日，http://www.199it.com/archives/914159.html。

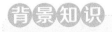

### "两微一端"

"两微一端"指微博、微信、新闻客户端。传统媒体纷纷搭建"两微一端"，既是"互联网+"背景下媒体融合的现实选择，也表明了融合过程中不断加速的媒介形态迁移趋势。它们组成了新媒体矩阵，成为传统媒体生产和传播内容、与受众产生关联、衍生服务的通道和平台。[①]

在国际上，新媒体在健康传播领域的应用还体现在前沿技术的开发和应用上。开发适用于健康传播的新媒体，已成为深受发达国家许多大公司关注的问题。例如在 Mebix 公司运营的大规模临床研究中，当时正在国际市场上走红的 iPad 被作为现场数据输入工具使用。日本的光学电子设备厂商 Scalar 还开发出了可使用无线 LAN 与 iPad 等连接的显微镜 AirMicro，配备了 50 倍的镜头，可在 iPad 屏幕上放大观察用户皮肤的肌理和斑点等[②]。

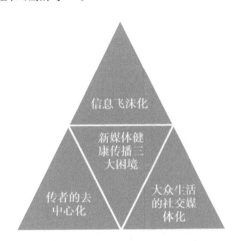

图 3-14　新媒体健康传播三大困境

同时，新媒体健康传播也面临一系列困境。有学者指出，新媒体环境下的健康传播存在着"信息飞沫化""传者的去中心化"和"大众生活的社交媒体化"三重困境，直接挑战了由"知识传递""态度改变"和"行为达成"三个要素构成的健康传播

---

① 苟凯东：《"两微一端"：技术、机制和创新扩散》，《电视研究》2017 年第 4 期。
② 参见吴小坤、吴信训：《新媒体对健康传播的新拓展》，《新闻记者》2010 年第 10 期，第 43—47 页。

范式——"知信行"模型。① 该传播范式十分经典，在之后的中级教程中会继续展开介绍。

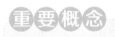

"知信行"模型

即认知、态度、行为。在认知层面，信息飞沫化导致单向灌输机制的弱化和失灵；在态度层面，去中心化正在消解传统意义上受者对传者的信任、信心和信念；在行为层面，健康促进（Health Promotion）需要适应新媒体主导的大众生活轨道，而这些轨道时空交错、节点纷繁。

新媒体在健康传播中的基础作用在中国健康实践中的价值没有凸显，一定程度上是"建设不足、破坏有余"，例如：降低了对医生的信任，反而未能促进健康信息的获取和健康行为的发生。② 还有学者基于现状指出中国新媒体健康传播存在的不足——新媒体数量多、品牌少；复合型健康传播人才缺乏；信息同质化、原创性不足③，同时还面临着监管不力、虚假消息泛滥、商业利益过重、信息权威性差、健康信息受众不均衡等一系列问题。④

## 第三节　新媒体健康传播活动的分类

### 一、新闻信息类

国内新闻信息类健康传播新媒体主要分为网站和客户端应用两种形态。其中，综合实力较强、订阅和使用用户较多的大多数媒介平台隶属于传统报业集

---

① 参见胡百精：《健康传播观念创新与范式转换——兼论新媒体时代公共传播的困境与解决方案》，《国际新闻界》2012 年第 6 期。

② 参见郑满宁：《缺位与重构：新媒体在健康传播中的作用机制研究——以北京、合肥两地的居民健康素养调查为例》，《新闻记者》2014 年第 9 期，第 78—84 页。

③ 参见李长宁、李杰：《新媒体健康传播》，中国协和医科大学出版社 2019 年版，第 8 页。

④ 参见张希臣、罗娇娇、刘畅：《新媒体在健康传播中的应用现状与发展趋势》，《职业与健康》2018 年第 8 期，第 1149—1152 页。

团。人民日报社和环球时报社旗下网站分别开设了健康频道及以健康为主题的健康综合报纸，其中，人民日报社下辖有《健康时报》，环球日报社下辖有《生命时报》。下文将以《生命时报》为例，对环球时报社旗下的健康新闻媒体平台进行简要介绍。

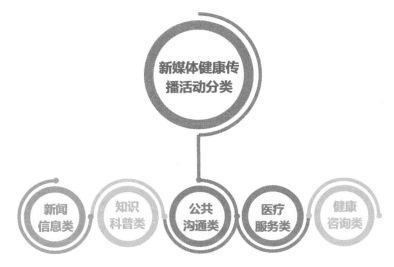

图 3-15　新媒体健康传播活动分类

　　《生命时报》成立于 2003 年，是一份由人民日报社主管、环球时报社主办、面向全国发行的大众健康类报纸。近 20 年来，《生命时报》逐渐搭建起一个包括纸媒、官网、微博、微信、客户端、图书出版、健康促进活动在内的全媒体平台。其电子报将每期《生命时报》的内容电子化后更新到生命时报官网上。其官方网

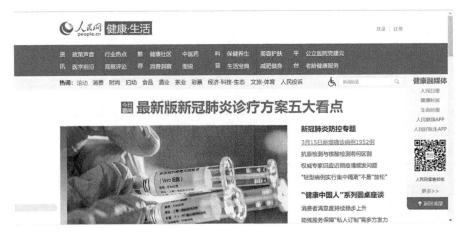

图 3-16　人民网健康·生活主页截图

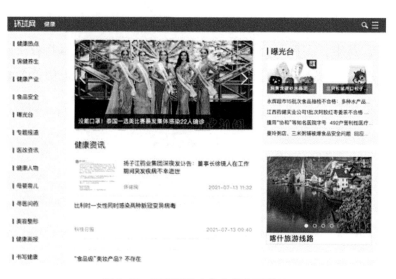

图 3-17　环球网健康类专栏主页截图

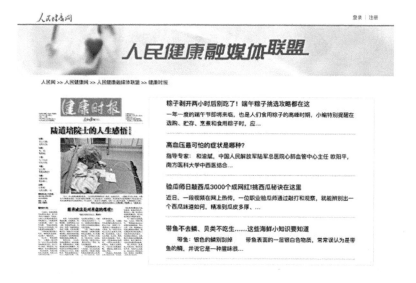

图 3-18　人民健康网主页截图

站则依托《环球网》资源，提供前沿医讯、健康热点、生活提示、养生防病、就医困惑等资讯。

《生命时报》手机客户端 APP 于 2012 年 3 月上线，同时支持手机安卓和 IOS 系统。该 APP 旨在提供新鲜、权威的健康资讯，同时上线了在线问医、视频直播、健康自媒体入驻等功能版块。

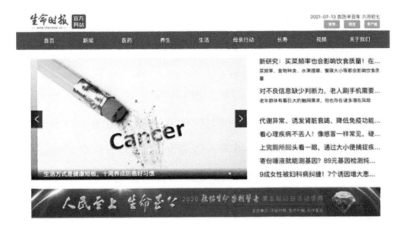

图 3-19　《生命时报》主页截图

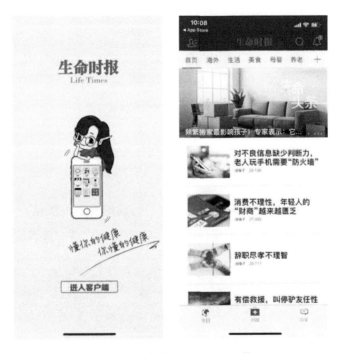

图 3-20　《生命时报》手机 APP 截屏

## 二、知识科普类

当前的新媒体健康传播，在内容方面，很大部分集中在知识科普领域。传播方式主要分为三类：第一类，一些网站及自媒体账号专注做知识科普，通过将晦涩难懂及知晓率较低的健康知识以通俗易懂的方式加以解读，以此来吸引流量换取广告收益，这种健康传播方式的商业性与公益性并存。例如"丁香医生"借助新媒体力量扩大品牌影响力。

第二类，政务部门及社会组织通过开通新媒体账号，在日常发布的内容中穿插知识科普类文章，以达到增加用户黏度、提升用户健康素养的目的。

第三类，在发生重大公共卫生事件时，为应对健康类谣言，主流媒体账号凭借自身的影响力，面向大众开展知识科普，以避免谣言影响公众健康。例如在新冠肺炎疫情期间，《人民日报》等主流媒体多次对不实信息进行纠正。

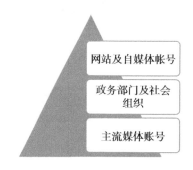

图 3-21　知识科普类信息传播方式

## 三、健康咨询类

健康咨询也是健康传播领域的重要内容，目前健康咨询类信息传播主要以网站为主、健康类 APP 为辅，利用新媒体互动性强的优势打造健康咨询类社区。

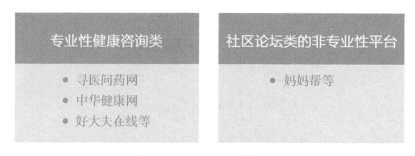

图 3-22　健康咨询类传播平台

此类新媒体健康传播主要包含两类：一种是专业性健康咨询类，以专业医疗机构或者其他第三方机构为主体创建的网站，例如"寻医问药网""中华健康网"及"好大夫在线"等商业网站，由公司创办，构建专业医生与患者沟通的桥梁。另一种是社区论坛类的非专业性平台，例如"妈妈帮"就是一个典型的有关母婴健康的问答类社区，"妈妈帮"最早起步于 APP 而不是网站，其网站与 APP 相辅相成。如今的健康咨询类产品并不仅限于咨询一种功能，还包括其他丰富的健康资讯、实时更新的医生资料库与疾病库、药品库等查询工具类产品及知识百科等功能。

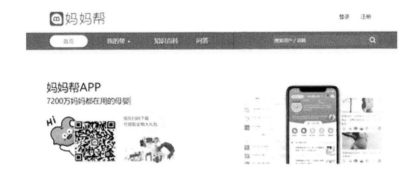

图 3-23　妈妈帮官网主页

## 四、医疗服务类

现如今，新媒体在健康传播领域的应用愈加丰富，许多政务部门、医院以及其他公共卫生机构依托新媒体平台开设服务窗口，方便群众向相关部门反馈信息，提出建议，同时利用新媒体平台进行预约挂号，还可以随时关联医疗机构的个人健康

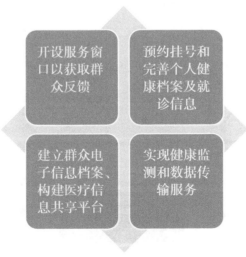

图 3-24　新媒体在健康传播领域的应用

档案及就诊信息，群众足不出户就能办事。从政府及医院等机构的角度来看，新媒体技术的发展为建立群众电子信息档案、构建医疗信息共享平台等提供了支撑，从而为群众提供更好的医疗服务。

一些信息技术公司也在不断开发健康服务类产品，利用新媒体技术实现健康监测和数据传输服务。用户可以将某健康装置佩戴在身上，由装置自动检测用户身体数据并传输给相应的程序软件，由软件对数据进行处理后直接转化成符合用户特征的指导建议，以提升用户的健康水平。这也属于新媒体健康传播医疗服务类应用的创新。

## 五、公共沟通类

在发达国家，以有关公共卫生部门、医院等为主体，已经开展了多年面向公众的日常教育和公共沟通活动，这也成为公共健康传播未来的主要发展趋势。目前，我国相关机构虽尚未正式将"公共沟通"纳入其新媒体运营的具体目标中，但在实际日常新媒体运营工作中，已经体现了面向公众的健康教育、健康促进和公共沟通的具体内容。如各层级的疾控部门，医院的微信公众号、官方微博账号等。

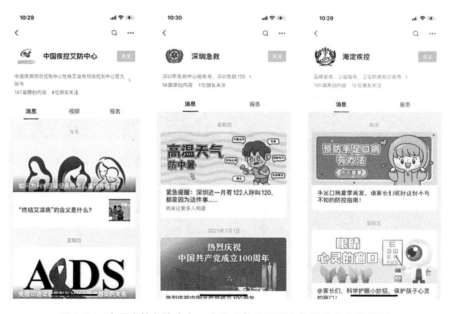

图 3-25　中国疾控艾防中心、海淀疾控和深圳急救微信公众号截图

不少医院还把日常公众号和服务号分开运营。如中国医学科学院肿瘤医院下设两个官方微信公众号（如图3-26），其一是"中国医学科学院肿瘤医院公众号"，其二是"中国医学科学院肿瘤医院服务号"。微信服务号可以关联预约就诊、检查结果查询等功能，方便患者通过服务号进行挂号等有关服务，但微信平台对服务号这一类型的账号进行了发文限制，每月文章发布数量有限。相较而言，"中国医学科学院肿瘤医院公众号"的每月发文数量不作限制，可以频次较高地向公众和患者推送健康科普文章，并对医院开展的各类活动和服务进行介绍，让公众更好地了解该医院的日常运行情况。目前已经设立的栏目分别有《医院动态》《健康讲堂》和《健康科普》。

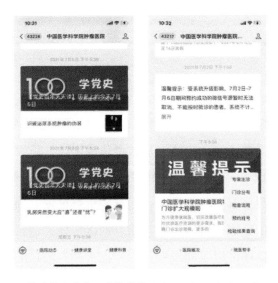

图3-26　中国医学科学院肿瘤医院的微信公众号（左图）与服务号（右图）截图

## 第四节　新媒体健康传播的作用和意义

### 一、优化医疗健康新闻发布，提升有效传播效率

不论是新闻媒体政府官员、组织、社区还是个人，都希望将健康信息传播给更多受众，并利用健康信息扩大舆论影响力。[①] 在大众传播时代，依赖传统媒体的定

---

① 参见侯彤童：《信息质量视角下健康传播的实践反思》，《青年记者》2019年第5期。

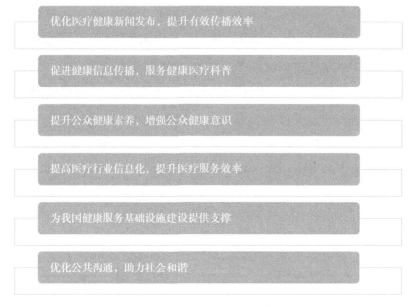

优化医疗健康新闻发布，提升有效传播效率

促进健康信息传播，服务健康医疗科普

提升公众健康素养，增强公众健康意识

提高医疗行业信息化，提升医疗服务效率

为我国健康服务基础设施建设提供支撑

优化公共沟通，助力社会和谐

图 3-27　新媒体健康传播的作用和意义

期新闻发布和周期性新闻生产工作，时效性、同步性和交互性都难以达到理想效果。

新媒体发展促进了健康信息传播。从传者角度来说，新媒体健康传播拓宽了传播主体，降低了传播成本，提高了信息传播效率。互联网改变了健康传播的主体，新媒体健康传播主体数量多且构成多元，尤其使得意见领袖的价值得以凸显。他们通过微博、论坛、微信等手段对健康医疗信息加以传播，这在健康信息的传播中优势极为明显。意见领袖还可以主动设置议题，促进健康信息的优化传播。[1]

## 二、服务健康医疗科普，促进健康信息传播

近年来，在相关政策的支持和全球新冠疫情的考验下，面向公众开展医疗健康科普，被纳入各个公共卫生有关部门、医疗机构和医疗从业者的工作职责范围。新媒体成为开展健康医疗科普的主要阵地。在传播内容方面，新媒体健康传播丰富了健康传播信息内容，提高了信息时效性，且提供了寻医问药等咨询服务。传播主体和渠道的拓宽使健康信息极大丰富，新媒体特别是专业类健康媒体可以更有效地

---

[1]　参见陈虹、梁俊民：《新媒体环境下健康传播发展机遇与挑战》，《新闻记者》2013 年第 5 期。

为公众提供大众卫生和医学科普知识信息，向大众传播各种卫生防病控制的政策法规①，非专业类媒体则能提供一些更贴近生活、更具吸引力的健康信息。

受众方面，新媒体健康传播扩大了传播范围，优化了传播效果。在新媒体环境下，受众同时作为传播者，能够在组织和群体内部分享信息，对健康信息进行"二次传播"，从而可能引发一系列裂变式传播，扩大传播范围，有利于提升健康科普有关信息的传播效果。

### 三、增强公众健康意识，提升公众健康素养

新媒体健康传播在促进健康信息传播的基础之上，普及健康科学知识，倡导健康的生活方式，以期增强公众健康意识，提高公众的生活质量和健康水平，如图 3-28 所示。公众健康意识与新媒体健康传播相辅相成，反过来，公众健康意识的提升有助于维护良好的传播环境。

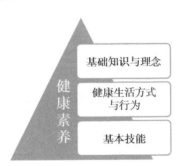

图 3-28　健康素养的三方面内容

### "肺越未来"科普平台上线

2019 年 9 月 25 日，中国癌症基金会"肺越未来"科普平台正式上线。

据了解，"肺越未来"科普平台面向医生、护士、患者和大众，设立了"医生端""护理端""患者端"和"公众端"4 个版块，帮助医生快速查询国

---

① 参见陈虹、梁俊民：《新媒体环境下健康传播发展机遇与挑战》，《新闻记者》2013 年第 5 期。

内外肺癌的最新诊疗技术。百姓可以通过平台了解到肺癌的成因，学习远离肺癌的方法，以及早诊早治的知识。[①]

---

健康素养是指个人获取和理解健康信息，并运用这些信息维护和促进自身健康的能力，包括了基本知识与理念、健康生活方式与行为、基本技能 3 方面的内容。[②] 随着人们获取信息渠道的来源不断增多，获取的信息量也呈爆炸式的增长，使得人们在面对各种信息时面临信息冗余的挑战。因此大众在接受健康传播的信息时，对信息要有基本的甄别。对虚假信息做到坚决举报，使健康类信息传播效率更高，传播内容更加完善。受众可以发挥自身的主观能动性，在接受健康传播信息后通过各种方式进行反馈，如在线交流、网络留言等方式，积极表达自己的意见和建议。在这一过程中，受众的健康素养也得到了提升。

## 四、提高医疗行业信息化水平，提升医疗服务效率

早期的医疗服务曾面临数据管理的难题，大量患者数据通常使用纸质材料保存，翻阅难度大且容易丢失。互联网的普及为医疗服务的信息化升级奠定了基础，而如今新媒体发展又使得电子信息化进程更进一步。

在国际领域，Google 跟美国的医疗中心合作，为几百万名社区病人建立了电子档案，医生可以远程监控。微软也推出了一个新的医疗信息化服务平台，帮助医生、病人和病人家属实时了解病人的最新状况。在国内，随着计算机技术的发展和国家金卫工程的持续展开，基于互联网的医疗信息系统的建设在全国各地医疗单位大量开展，其中以 HIS（医院信息系统）、EMRS（电子病历系统）、PACS（影像归档和通信系统）、

---

① 《"肺越未来"科普平台上线》，人民网自媒体，2019 年 10 月 9 日，https://baijiahao.baidu.com/s?id=1646874154770286052&wfr=spider&for=pc。

② 参见宋艳丽、房姗：《新媒体赋权：健康传播的机遇与挑战》，《贵州工程应用技术学院学报》2015 年第 33 期。

RIS( 放射科信息管理系统 ) 最为典型。这些系统虽然广泛应用于各医疗机构，但只能在内部使用，局限性太大，无法满足医院内部信息化，以及医生与患者之间的信息互动需求，因此将这些系统无缝移植到手持终端势在必行。

---

新媒体健康传播有助于提升医疗服务效率。目前，紧张的医患关系是影响服务效率的关键因素，医患关系是医务人员与病人在医疗过程中产生的特定医治关系，是医疗人际传播中的关键，属于健康传播中的人际传播范畴。在当前中国社会，医患关系紧张的情况时有发生，而新媒体可以通过 BBS 社区、微博、微信等来实现传播者和受众之间的双向互动交流，使得关于医患关系的疏解和民意表达能够方便地影响现实。现实中，不少新媒体舆情影响了传统媒体议程，继而对现实医患问题的解决产生了关键性影响。①

### 五、为我国健康服务基础设施建设提供支撑

新媒体健康传播还可以为我国健康服务基础设施建设提供支撑，尤其在新媒体对健康传播渗透更深入，新的信息技术手段与医疗健康方面的公共服务结合更紧密的大趋势下，我国的健康服务体系建设亟须新媒体技术支持。

以农村医疗和健康服务为例，早在 2010 年初，英特尔（中国）有限公司、浪潮集团、天网软件等公司，就曾联合向卫生部农村卫生信息化项目试点县——陕西安塞县和子长县农村区域卫生信息化项目捐赠价值人民币 3000 万元的 IT 产品，旨在建设一个包括电子健康档案、妇幼保健信息共享与服务、新型农村合作医疗、PACS 数据共享、药品采购配送等子系统在内的区域卫生平台。这一项目在我国农村医疗和健康服务信息化建设

---

① 参见宋艳丽、房姗：《新媒体赋权：健康传播的机遇与挑战》，《贵州工程应用技术学院学报》2015 年第 33 期。

中具有开创意义。随着医疗业务与网络平台的逐步融合，国内医疗行业信息基础设施在不断完善，服务效率也在不断提升。

## 六、优化公共沟通，助力社会和谐

目前，世界各发达国家的公共卫生治理理念，已从依赖单个力量开展的"一元治理"模式，向多个相关主体共同着力开展社会治理的"多元共治"模式转变，如图 3-29 所示。在多元主体共治的公共卫生治理理念中，主要强调激发社会中不同主体的活力和能动性，在日常生活中，灵活运用线上和线下多种方式，不间断地面对公众开展沟通和交流，以促进公共卫生治理不同主体间的相互理解和配合。

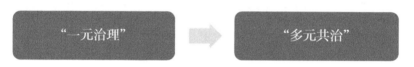

图 3-29　公共卫生治理理念的转变

相较而言，在我国当下的公共卫生治理实践中，除卫生有关部门以外的其他主体，如媒体、市场企业、知识社群、社会组织、公众的活力还有待激活。

### 从 Web1.0 到 Web2.0

Web2.0 相对 Web1.0 而言，是一次从外部应用到核心内容的变化，具体而言，在模式上是单纯的"读"向"写""共同建设"发展；在基本构成单元上，是由"网页"向"发表 / 记录的信息"发展；在工具上，是由互联网浏览器向各类浏览器、rss 阅读器等内容发展；在运行机制上，由"Client Server（客户端 / 服务器）"向"Web Services（Web 功能）"转变；其内容建立者由程序员等专业人士向全部普通用户发展；其应用领域则由初级的"滑稽"的应用转向大量成熟应用。①

---

① 王伟军、孙晶：《Web 2.0 的研究与应用综述》，《情报科学》2007 年第 12 期。

# 第五节　新媒体在健康传播中的应用

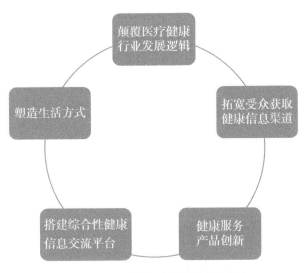

图 3-30　新媒体在健康传播中的应用

## 一、催生更多的医疗健康新业态

Web 2.0 的发展，大大改变了过去一对多的大众传播规律。中国目前已经发展成为世界首屈一指的互联网大国，互联网业态发展快速，技术创新不断迭代，改变了过去公众和医疗行业间的相对信息不对称问题。伴随着信息获取渠道的拓展以及自媒体带来的及时性和反馈机制的大大提升，公众和患者有可能快速通过新闻信息类应用和互联网来发布诊疗信息需求，获取医疗资源，并更多地参与到医疗决策中。健康素养的提升也意味着消费者的健康和生活方式将随着其接收信息发生一定变化。这将催生更多的医疗健康新业态。此外，医疗健康行业也可以更精准地针对细分的消费者群体，开展精细化的信息传播和营销活动。而在新媒体技术方面，AI、VR、MR 及云计算、大数据等，也为医疗健康行业的业务和服务创新带来新的要素，如互联网医院、体检超市等新项目应运而生。

## 二、拓宽受众获取健康信息渠道

新媒体环境下，健康传播渠道更加多样，各类求医问药的商业网站、远程诊疗和医患互动的社会化媒体层出不穷，这类新应用也为用户寻求诊疗和专家信息提供了有效信息载体。① 多样化的传播渠道看似能够促进在线的健康提供者和患者之间的沟通，为之提供及时可信的健康信息，从而减少信息不对称，缓和医患关系。然而越来越多的实证研究却显示，新媒体的使用对现有医患关系发挥的作用有限。② 要真正改善医患关系，还需要搭建良性互动的医患沟通机制——改善医方的话语态度，保持患方的话语理性，构建良好的舆论环境。③

## 三、健康服务产品创新

移动终端技术的进步带来了新媒体产品内涵与外延的拓展，受众除利用新媒体产品接收与传播信息之外，还可以通过新媒体产品将线下与线上服务联结起来。在医疗领域，运用新媒体产品进行挂号、支付等服务已经广泛普及。同时，随着各类传感器的介入，诊疗及病后康复等环节也正向着数字化的方向迈进。如若将视野投向更为广泛的健康领域，则新媒体产品的功能形态更为多样——从移动端健康类APP到可以进行数据传输的各种可穿戴设施，以及直接根据数据变化作出相关反应的智能产品等。④

在身份识别、触摸式电子锁、电子门票、电子货币等领域已得到广泛应用的人体通信研究，在最近有关健康传播的开发和建设中也得到较大关

① 参见郭智卓：《新媒体环境下的健康传播研究》，《新闻世界》2014 年第 4 期。

② 参见苏春艳：《当"患者"成为"行动者"：新媒体时代的医患互动研究》，《国际新闻界》2015年第 11 期。

③ 参见吴洪斌：《医患沟通与话语竞合：新媒体环境下医患关系的话语沟通》，《山东社会科学》2017 年第 12 期。

④ 参见李晓珊：《移动医疗新媒体产品生态系统建构》，《现代传播（中国传媒大学学报）》2018年第 7 期。

注。人体通信设备的电极和电路结构与肌电位、心电波形等人体信息传感设备相似，利用这一原理，可以便捷地获取人体信息。比如感应脉搏可以确定人体是处于放松状态还是紧张状态，还可以感应人体的困倦、醉酒、心律失常等状态。这就为健康服务产品的创新提供了新思路。

## 四、搭建综合性健康信息交流平台

新媒体环境下，用户在网络上通过信息交流平台创建社会群体，同时在线下开展社会活动，使现实社会与网络社会结合在一起，使得健康社区得以催生。正式组织和非正式群体成员之间相互提供健康信息和情感支持，形成一个集体。个人在良好的交流氛围中获得群体的认同和支持，加强了健康问题社会沟通和健康信息的分享。另外，新媒体平台还可以有效组织线下活动，对现实生活中有特殊需求的用户进行健康支持和干预等。①

## 五、塑造生活方式

鉴于社交媒体在激活社会关系、扩大受众范围方面的独特优势，社交媒体也常被用于健康促进和健康行为的改变干预。②

社交媒体可以根据个体特征有针对性地分配信息，使个人逐渐形成对疾病的认知。玛莎·卡马拉（Martha Kamara）在 2016 年的研究表明，移动互联网的发展，尤其是社交媒体，在填补社会行为变化沟通的差距中显示出独特的优越性。

突发公共卫生事件发生之后，具有专业知识背景的卫生保健工作者会成为家庭或社区的意见领袖，而社交媒体的加入则扩大了他们的影响范围，建立起一种互惠的社交媒体关系，不仅推动对话的发生，还能激发行为的改变，起到了行动上的示范效应。③

---

① 参见郭智卓：《新媒体环境下的健康传播研究》，《新闻世界》2014 年第 4 期。

② Cf. Freeman B., Potente S., Rock V., et al., Social Media Campaigns that Make a Difference: What Can Public Health Learn from the Corporate Sector and Other Social Change Marketers, *Public Health Res Pract*, 2015.

③ Cf. Heldman A. B., Schindelar J., Weaver J. B., Social Media Engagement and Public Health Communication: Implications for Public Health Organizations Being Truly "Social", *Public Health Reviews*, 2013, 35（1）.

## 第六节　新媒体在健康传播中的发展挑战、机遇与对策

### 一、新媒体环境下健康传播发展面临的挑战

1. 健康营销大行其道，公共服务缺失

反观现在的新媒体健康传播现状，许多营利机构打着"健康传播"的旗号，利用新媒体平台进行健康营销，目的仅仅是要提高医疗卫生机构网站的访问量和实际的问诊量，提高卫生保健商品的销售量，从而脱离了健康传播的公共服务属性。国外学者也指出，在健康产品或服务的使用中，"病人授权"通常成为网络健康信息提供的最终目标。新媒体环境下的健康传播要持续有效地健康发展，就应当始终秉持以公共服务为主的理念，而不是沦为商业牟利工具。

2. 信息同质化、飞沫化削弱传播效果

信息的同质化和飞沫化是新媒体时代信息传播不可避免的弊端，同质化是指新媒体中大量信息雷同，反复出现；而飞沫化是指正确有效的健康信息在发出之后，容易湮没在上述大量毫无意义的同质化信息中，从而导致信息传播效果的弱化。有研究在对数百名用户进行调查后指出，原创性缺乏是我国网络健康传播面临的重要问题，而缺乏原创性导致12.01%的患者不相信网络健康信息。网络中存在着海量无价值的信息，信息的过度丰富可能会导致用户注意力的分散和选择的困难，容易

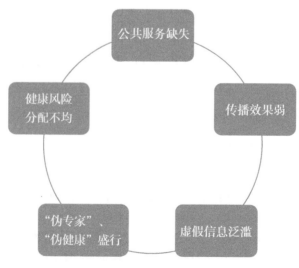

图 3-31　新媒体环境下健康传播发展面临的挑战

使新媒体的健康传播达不到预期效果。

3. 有效"把关人"缺失带来的虚假信息泛滥

在信息同质化严重、有效"把关人"缺失的情况下，新媒体特别是网络中的虚假信息同样严重泛滥。"去中心化"使所有新媒体用户都可以自由地发表意见、传达信息，而并非所有信息的正确性都会得到保证。另外，公众对信息真伪的判断水平也是良莠不齐，在群体转发和从众心理的影响下，虚假信息也乘虚而入，在这个过程中，每个人、每个传播节点都可能成为虚假信息的"中转站"和"无形推手"，将其发散扩展出去，影响到更广泛的受众。虚假的健康信息如果被公众接受，并应用于实践和行动中，可能会产生与健康背道而驰的效果，甚至会威胁个体生命。

4. 新媒体的包装营销容易导致"伪专家""伪健康"盛行

不少所谓的"养生专家"，在精心包装下声名鹊起，成功吸引大量拥趸，新媒体的出现更为这种"伪专家"和"伪健康"的自我营销创造了极为便利的条件。仔细审视一些"伪养生专家"的营销之路就可以看出，他们可能不但拥有自己的健康养生网、个人官网、论坛、微博、网上商城，还有百度贴吧、分布各网页的大量图片和视频等，而正面的宣传性信息和保健品营销信息往往占据绝大多数且置于搜索排名前列，导致网友很难在后面的条目中找到质疑性和揭露性内容。可以说，新媒体的出现，在一定程度上为这类"伪专家"的批量出现提供了技术上的便利。

5."数字鸿沟"带来的健康风险分配不均

虽然新媒体传播具有强大的信息聚合优势，用户可以通过搜索获得自己需要的健康信息和网络服务，但是公众由于受教育程度和媒介技术掌握水平的差异，并不都能很好地理解和参与健康信息的在线搜索，也就难以有效地通过新媒体获取相关健康信息。"数字鸿沟"的存在，使新媒体的健康传播效果大打折扣，也让不同的公众在健康风险的承担上有所差异。健康风险就是指那些威胁人类健康的各种因素发生的可能性，而对这种可能性的认知来自个体的知识和信息掌握程度，掌握专门知识和容易获得健康信息的群体可以有效地规避风险，自然，那些无法有效获取信息的弱势群体更容易受到健康风险的威胁。①

① 参见陈虹、梁俊民：《新媒体环境下健康传播发展机遇与挑战》，《新闻记者》2013 年第 5 期。

## 二、新媒体为健康传播发展带来的机遇

有学者指出，现阶段进行健康传播的新媒体多种多样，它们在健康传播中的作用主要表现为：

第一，发布与传播健康信息，并有效遏制谣言扩散。受众依赖媒介来满足他们对健康信息的需求，新媒体特别是专业类健康媒体可以更有效地为公众提供大众卫生和医学科普知识信息，向大众传播各种卫生防病控制的政策法规，以提高群众的公共卫生意识、自我保健意识和疾病防控能力，促进人们改变不健康的生活方式。在 2011 年 3 月的"抢盐事件"中，时任浙江省委组织部部长、浙江省副省长和杭州市卫生局长相继在微博上作出回应，告诉网民核辐射监测结果、食盐供应充足、碘盐无助抗辐射等信息，官员的安民告示在短短数小时内被转发了数千条[1]，"吃盐防辐射"的谣言不攻自破。[2]

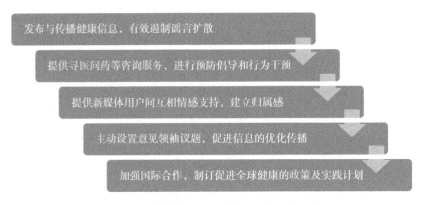

图 3-32　新媒体为健康传播发展带来的机遇

第二，提供寻医问药等咨询服务，进行预防倡导和行为干预。基于数字互联技术的新媒体可以实现用户的同步或异步互动，这一点为新媒体条件下健康咨询服务的兴起奠定了良好的技术基础。美国 2004 年底的一项调查显示，有 6200 万的人上网，其中 90% 的网民希望能够通过网络与他们的医师进行互动（如预约、续药和

---

① 参见胡百精：《健康传播观念创新与范式转换——兼论新媒体时代公共传播的困境与解决方案》，《国际新闻界》2012 年第 6 期。

② 参见林琳：《发挥网络技术优势提升健康教育机构能力建设》，《中国健康教育》2008 年第 5 期，第 392—394 页。

了解测试结果等），而且超过 30% 的人愿意为此付费。[①] 我国也有大量的专业健康类网站提供此类服务。另外，我国医疗卫生领域的官方机构开始逐步进入新媒体的健康传播中。甘肃省卫生厅建立微博矩阵、浙江省微博问诊平台"浙江微博医生"、北京市卫生局"首都健康微博平台"等，都是政府机构在健康传播和健康教育方面对新媒体应用的积极探索，真正做到了将"单向宣传、自上而下的健康教育发展为双向交互、平等对话的健康传播"[②]。

第三，新媒体用户间互相提供情感支持，建立归属感。新媒体的社区导向和互动性既可以使"同一社区"里的人寻找自我群体的归属感，交流健康信息，提供情感支持，还可以集体进行个人诉求的表达和权益的争取，在良好的交流氛围中获得彼此间和群体外的认同和支持，达成良好的健康传播效果。例如，艾滋病人博客在患者群体内的传播就较为显著，具有较强的真实性、贴近性、感染性和教育性，能引起艾滋病患者的共鸣和普通人的理解。需要指出的是，新媒体平台还可以有效组织线下活动，对有特殊需求的用户进行健康干预。

### 肺癌病友论坛——51 奇迹网

51 奇迹网由患者家属于 2007 年 2 月 7 日创建，最初动因是想帮助肺癌患者及家属交流诊疗方案、了解药品功效、寻求好医好药，同时分享一些抗癌故事，激励病友坚强地走下去。现在，51 奇迹网在广大热心网友和家属的共同努力下，历时 9 年，已成为一个国内最专业的患者及其家属的信息交流平台、心灵安慰的家园、爱心传递的通道、诊疗知识的学习园地。

第四，意见领袖主动设置议题，促进信息的优化传播。在新媒体平台中，意见领袖的存在价值得以最高程度地体现，他们通过微博、论坛、微信等手段发布的信息会以最快的速度被最大范围的人群接受，这在健康信息传播中的优势极为明显。

---

[①]　参见刘瑛：《互联网使用对个体健康行为的影响研究》，华中科技大学博士学位论文，2011 年。

[②]　参见胡百精：《健康传播观念创新与范式转换——兼论新媒体时代公共传播的困境与解决方案》，《国际新闻界》2012 年第 6 期。

在具体的健康传播中，机构组织或意见领袖可以主动设置议题，促进健康信息的优化传播。例如，微博的出现为健康信息开辟了新的传播平台，有效缩减了健康信息的传播过程并扩大了信息的传播范围。2012 年 8 月 31 日，某企业家发布一条微博指出，"中国每年因抽烟死亡人口超过 100 万人"，并号召网友戒烟，被转发 2400 多次，评论 1400 多条，远超过控烟机构的专业微博。这些意见领袖主动设置的议题可以取得非常好的传播效果。

第五，利用新媒体传播优势，促进健康信息的国际沟通与协调健康问题是无国界的，需要国际共同合作，制订促进全球健康的政策及实践计划。[①] 以互联网为代表的新媒体平台可以充分打破时空限制，能够超越现实社会的管理边界，将信息在最短时间内传遍全球，因而在健康信息的国际传播中发挥重要作用。新媒体的发展可以使信息从区域传播转向全球流动，起到很好的国际沟通和协调作用，以新媒体为信息发布平台，更直接、更互动地与公众沟通，成为公司企业甚至国际化组织有效应对健康危机的重要手段。[②]

## 三、新媒体环境下健康传播发展对策

有学者指出，在新媒体环境下，健康传播要顺利构建公众信任，形成价值共同体，需要政府、媒体、专家和个人的集体努力。首先，政府部门合理管控，建立权威信息源。健康教育和健康知识的普及，政府部门应发挥主导作用，对新媒体的健康传播进行合理管控，充分做好"把关人"的角色。其次，专家学者承担社会责任，发布主流健康信息。再次，传统媒体有效引导，多元传播促进公众信任。新媒体环境下的健康传播应当与传统媒体展开协同合作，通过传统媒体的权威报道，提升公众对新媒体平台的信赖程度，还可以互相监督媒体内容中的虚假信息，防止"伪健康"现象的出现，充分利用彼此的信息采集优势和传播优势，向公众提供最有效的健康信息，以多元传播方式的共同作用促进公众健康素养的提升。

---

① 参见 Gary Kreps、陈怡宁、陈韬文：《科技整合与社群导向的健康传播》，《传播与社会学刊》2011 年第 17 期。

② 参见陈虹、梁俊民：《新媒体环境下健康传播发展机遇与挑战》，《新闻记者》2013 年第 5 期。

　　李长宁和李杰等研究者提出，要做好新媒体健康传播，就要抓好布局规划、运行机制、内容质量和品牌建设四个方面，如图 3-33 所示。

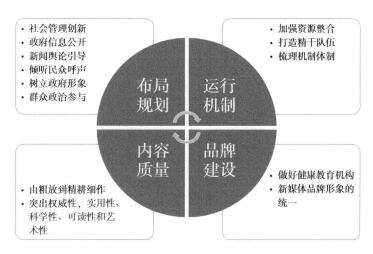

图 3-33　新媒体环境下健康传播发展对策

　　首先，健康教育新媒体建设要从公众需求出发，超越部门边界，打造社会管理创新、政府信息公开、新闻舆论引导、倾听民众呼声、树立政府形象、群众政治参与的平台。

　　其次，要加强资源整合，打造精干队伍，梳理机制体制。建立多层面、多专业结合共同参与协作的管理团队，以及强大的信息技术支持，保持推送内容的专业权威性、充分发挥新媒体的创新性、增强受众的交流互动体验，做好日常维护工作，使新媒体在健康知识宣传中发挥应有作用。

　　再次，健康教育新媒体平台的内容建设需要由粗放转向精细化，突出权威性、实用性、科学性、可读性和艺术性；内容丰富深入、形式多样；充分利用视频、表情包、直播、图解、问答、弹幕等新媒体手段；语言风格接地气、本土化，贴近受众；合力借助热点，做借力；受众细分，服务引入。

　　最后，树立好健康教育机构新媒体品牌形象。新媒体矩阵在健康教育机构的品牌形象传播中举足轻重。要通过微信公众号、微博、APP 融合传播机构的文化理念、LOGO 以及各种活动，从理念、视觉识别和行为识别三个层面全力进行品牌建设。新媒体矩阵建设应具有形象突出、服务优先功能的特点，从用户心理出发，并有专人维护。运维团队应该拥有医学知识背景专业人才，也应具备熟悉新闻传播以及信息视觉化设计等领域人才。政务信息发布的权威性也是卖点。①

## 第七节　新媒体健康传播常见媒介形态

### 一、门户网站

如今互联网上已有众多与健康主题相关的健康类网站，数量巨大且种类繁多。公众通过健康网站，不仅可以浏览健康节目和健康信息，还可以通过网络链接进入相关卫生机构或医疗卫生组织和健康协会。健康传播门户网站形态包括卫生机构网站、个人的健康网页、大型医院的网络平台等，大众健康类网站是公众获取健康信息的主要渠道之一。

（一）综合性门户网站健康频道

综合性门户网站的健康频道，是早期新媒体健康传播的主要形式之一，如人民网的健康频道等。健康频道内容多以健康类文章和热点新闻为主，并使用视频与图片结合的方式呈现内容，以增强传播效果；部分健康频道还会细化垂直导航分类，例如在网页的左右两侧布置内科、肿瘤、外科等疾病方向，以方便用户精准搜索内容；同时网页内部还会推送专业医生或者热门自媒体做的知识科普，这就增强了综合类网站健康频道的权威性，同时也适应了用户的阅读需求。随着公众健康意识的增强，用户对健康信息的需求也越来越多，因此综合性门户网站的健康频道竞争优势在逐渐下降。

（二）专业性健康类网站

随着新媒体健康传播的发展，专业性健康类网站开始不断涌现，不少专业性健康类网站是从健康频道发展而来的。此类网站主要分为两种：一种是以健康咨询为主的医患沟通类网站，这种网站不局限于某一群体，而是通过汇聚多科室专业医生为患者提供在线解答。例如，"好大夫在线"网站（如图3-34所示）以提供专业权威的医疗信息为宗旨，汇集9000多家公立医院的50多万实名认证大夫，用户在咨询医疗问题时可以按照医院科室来检索，与医生通过网站问诊、电话联系、微信聊

---

① 参见李长宁、李杰：《新媒体健康传播》，中国协和医科大学出版社2019年版，第8—12页。

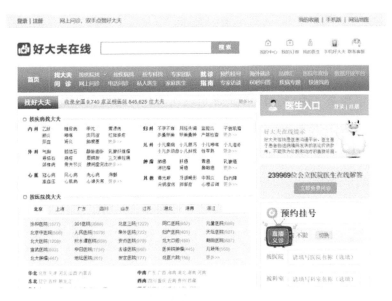

图 3-34　"好大夫在线"网页截图

天等方式进行实时在线交流。

　　第二种是深耕垂直领域，服务于特定群体的健康类网站。该类网站不仅汇集了该领域的专家为用户答疑解惑，还开设交流论坛为用户之间互相交流搭建平台。以"太平洋亲子网"（如图 3-35 所示）为例，该网于 2007 年正式上线，其创办之初就以备孕家庭和 0—6 岁幼儿家庭为主要受众，通过系统、全面地提供怀孕、育儿等信息和服务，锁定了大量忠实用户，网站内部的"亲子部落"及"怀孕手册"两个频道颇受用户欢迎。

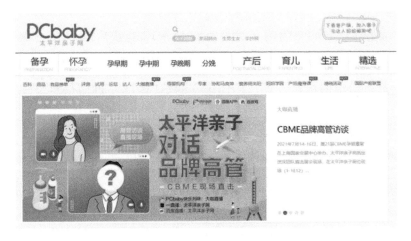

图 3-35　"太平洋亲子网"网页截图

## 二、健康类 APP

健康传播 APP 是指利用移动互联媒介技术，以智能终端为平台，开发设计出的旨在面向特定受众（用户）传播健康知识和信息，帮助用户加强自身健康管理的应用类软件，如图 3-36 所示。健康传播 APP 可以分为健康方式养成、健康数据管理、健康信息咨询、健康个人医生、为医学专业用户服务五类。[①] 这些 APP 在健康传播中发挥着积极作用：用户获取健康资讯更加方便、快捷，为用户在健康自主管理方面提供了便利，使医患之间的信息不对称在一定程度上得到缓解。但同时也存在一系列问题，如法律规范监管制度不全、盈利模式尚未明晰、与物联网医疗技术的结合尚需时日等。[②]

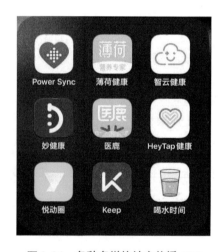

图 3-36　多种多样的健康传播 APP

以"平安好医生"APP 为例（如图 3-37 所示），据央广网 2016 年 8 月 16 日报道，"平安好医生"的注册用户数首次突破 1 亿，成为国内覆盖率第一的移动医疗应用。[③] 它通过清晰的板块设置，传递丰富的健康信息；健康信息呈现形式多样，

---

① 参见赵冬杰：《移动互联时代我国健康传播 App 的现状与趋势研究》，河南大学硕士学位论文，2014 年。

② 参见汪纯：《医疗健康类 App 的发展现状及其在健康传播中的作用》，《新闻世界》2015 年第 5 期。

③ 《平安好医生注册用户数破亿》，央广网 2016 年 8 月 16 日，http://news.cnr.cn/native/city/20160816/t20160816_523003784.shtml，转引自杜鑫：《健康传播视角下的医疗类 App 研究——以"平安好医生"为例》，《新媒体研究》2016 年第 20 期。

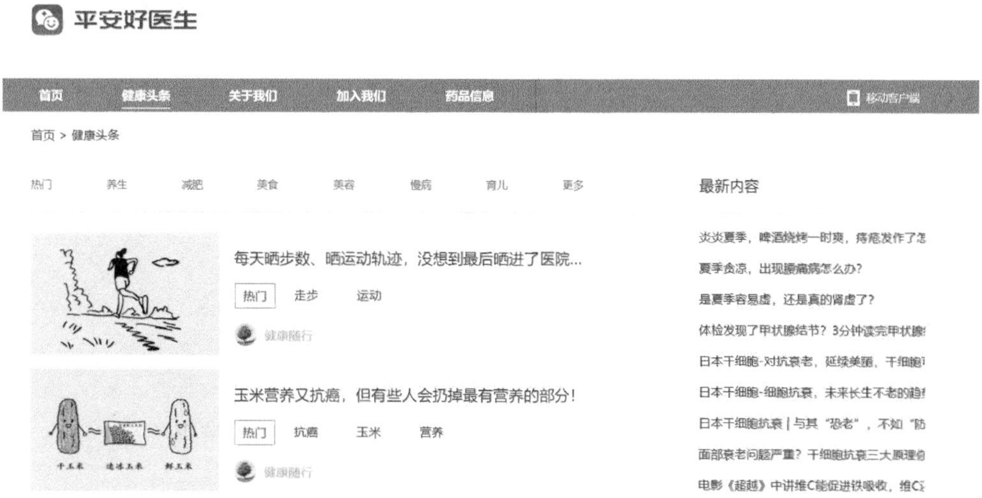

图 3-37 "平安好医生" APP 截图

满足不同用户需求；针对用户需求，提供个性化健康信息；开展商品兑换服务，增强用户黏性；打造健康圈子，吸引用户广泛参与，取得了良好的传播效果。[①]

## 三、社交媒体

社交媒体在传播方面的特点主要体现为高于传统媒体的高互动性，为新媒体健康传播带来参与、对话、社区化等功能。尽管随着新媒体健康传播的持续发展，我们可以看到越来越多的专业新媒体健康传播主体的出现，但目前新媒体健康传播的发展平台还是以微信、微博等社交媒体为主。

（一）微博传播平台

微博是一种集信息获取、传播和互动为一体的社交媒体平台，用户可以随时随地通过网络发布博文、图片、视频等，通过"关注"等形式组建个人社区，获取或传播外界信息[②]，功能架构如图 3-38 所示。微博相较于微信更加开放，公共性更强，依靠热点话题，内容形成广泛传播的门槛较低。就渠道特性而言，微博更适用

---

[①] 参见杜鑫：《健康传播视角下的医疗类 App 研究——以"平安好医生"为例》，《新媒体研究》2016 年第 20 期。

[②] 参见李长宁、李杰：《新媒体健康传播》，中国协和医科大学出版社 2019 年版，第 8—12 页。

## 微博功能架构

### （第三版）

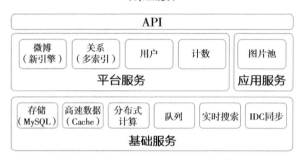

图 3-38　微博（第三版）功能架构

资料来源：http://fmn.rrimg.com/fmn059/20111124/0840/b_large_CXGP_11220003669e1260.jpg。

于树立健康教育机构公共形象等，形成广泛社会影响力。相比微信来说，以微博为渠道需要更高的内容发布频率，和用户的互动形式需从封闭场景置换到公开场合，对所展现的媒体品牌的稳定性提出更高的要求。

以《人民日报》微博账号的健康传播为例，如图 3-39 所示。近年来，《人民日报》在与新媒体的融合发展过程中作出了有益尝试，进驻微博平台，开通法人微博，将内容拓展至健康养生领域，并取得了很好的效果。《人民日报》法人微博的健康养生内容呈现出贴近受众生活，侧重开展权威辟谣，普及正确的养生之道。其语气平和，走亲民路线，内容形式灵活等特点，但也存在再次编辑内容较多、与受众互动少、图片搭配随意、信息来源单

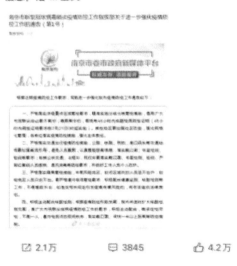

图 3-39　"人民日报"微博截图

一等问题。①

（二）微信传播平台

微信是一种即时通讯平台，也可以使用共享流媒体内容的资料和信息服务及"朋友圈""公众平台"等插件实现多种功能。②微信公众号平台，分为订阅号和服务号两种类型，除此之外，微信官方又于2017年上线小程序功能，拓展了新的服务渠道。总体而言，微信这一平台不同于门户网站和传统媒介载体，它更强调用户同媒体之间的强连接关系。作为粉丝的受众对公众号本身拥有较强的认同感和归属感，而微信朋友圈的分享渠道虽然传播势能较弱，但传播效果相对较好，对熟人分享的内容接纳度高。因此，它在内容风格上需要强化个性，以内容和服务为核心打造社区群组，强化新媒体同用户之间的连接关系。根据订阅号、服务号和应用号（小程序）三种具体形式，健康教育新媒体又可以有不同的定位：订阅号强调内容的持续更新迭代，持续的内容推送是第一要素，可以被视作用户的"私人健康助理"；而服务号和小程序则更强调其作为一个服务端口的价值作用，工具属性更强。③

以"丁香医生"微信公众号为例，根据"清博数据"报告，其活跃粉丝数超过100万，微信传播指数在健康类微信公众号中位列第一，具有代表性，其微信矩阵如图3-40所示。它在健康传播中呈现内容主题丰富性、内容形式多样性、内容生

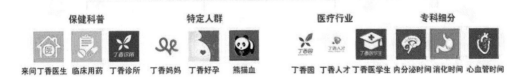

图 3-40　"丁香医生"微信矩阵

资料来源：https://www.aiyingli.com/274535.html。

---

① 参见邵宇博：《〈人民日报〉法人微博健康养生内容分析》，内蒙古大学硕士学位论文，2017年。

② 参见李长宁、李杰：《新媒体健康传播》，中国协和医科大学出版社2019年版，第7页。

③ 参见李长宁、李杰：《新媒体健康传播》，中国协和医科大学出版社2019年版，第36—37页。

产权威性、内容传播广泛性、内容评论互动性等多项优势，十分具有借鉴意义，同时也存在内容版块零碎化、内容推送重复性的问题。[①]

（三）短视频传播平台

所谓短视频平台，是指"以视频快速制作和网络社交为主要目的，视频长度为数秒至数分钟不等，视频类型包含了用户生成内容和专业生产内容的智能移动终端应用程序"[②]。数据显示，截至 2017 年底，中国短视频用户规模增至 2.42 亿人，2018 年将达 3.53 亿人。[③] 可见短视频 APP 发展势头正盛，潜力巨大，其发展历程如图 3-41 所示。短视频适应了融媒体时代受众碎片化获取信息的习惯，制作传播门槛低，传授的知识往往简单易行、行为成本较低。基于以上，其在健康传播实践中大有可为。[④]

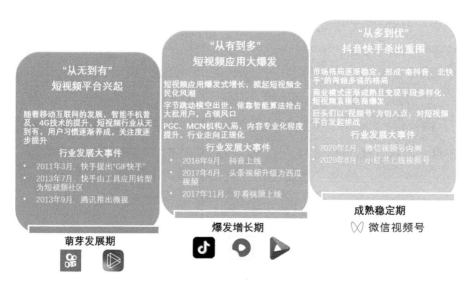

图 3-41　短视频平台发展历程

资料来源：https://www.sohu.com/a/447333610_665157。

---

①　参见车捷：《微信公众号健康传播研究——以"丁香医生"为例》，新疆大学硕士学位论文，2017 年。

②　参见刘逍潇：《短视频 APP 的发展现状与对策分析》，江西师范大学硕士学位论文，2017 年。转引自刘夏楠：《短视频在健康传播领域的应用》，《新媒体研究》2018 年第 14 期。

③　《艾媒报告：2017—2018 年中国短视频产业趋势与用户行为研究报告》，艾媒咨询，2018 年 6 月 25 日，http://www.iimedia.cn/60925.html。转引自刘夏楠：《短视频在健康传播领域的应用》，《新媒体研究》2018 年第 14 期。

④　参见刘夏楠：《短视频在健康传播领域的应用》，《新媒体研究》2018 年第 14 期，第 132—133 页。

以抖音短视频平台为例，它将系统、复杂的健康知识分为单个知识点进行传播，结合场景和趣味化的视频形式，拓宽了健康传播的形式和方法。但同时也存在着非专业传播主体成为主力、健康传播主体的账号名称混用、欠科学健康信息误导受众、短视频制作形式单一等问题。①

## 四、电商平台

以淘宝、京东、拼多多为代表的电商平台，和新兴的社区团购、微信电商等各种电商形态，共同组成了目前我国境内互联网电商的主要形态。除此之外，还有跨境电商，以及亚马逊等境外电商平台，如图 3-42 所示。这些电商平台在日常的销售活动、直播活动中，对公众的健康生活方式、保健品和药品购买习惯都起到了一定塑造作用。有关医疗健康用品和家庭护理消费品的销售活动，有关的宣传和营销

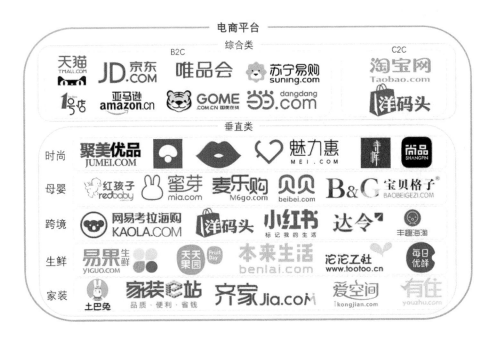

图 3-42　形形色色的电商平台

图片来源：http://www.mayi888.com/archives/5360。

---

① 参见王勇安、樊清丽：《健康传播在抖音短视频平台中的问题和提升路径》，《长安大学学报（社会科学版）》2019 年第 6 期。

信息，也会对公众的健康素养、医疗决策带来影响，因而这些平台也可被视为新媒体健康传播的媒介形态的一种。

扫码收看
本章视频教程

 请你思考

1. 你理解的"新媒体健康传播"是什么？包含哪些范畴？

2. 新媒体健康传播有哪些特点？与传统媒体健康传播有何不同？

3. 新媒体健康传播分为哪几类？说出你熟悉的新媒体健康传播平台并试着分类。

4. 为什么要重视新媒体健康传播？

5. 结合生活实际谈谈对新媒体健康传播的机遇与挑战的理解。

6. 你使用过哪些新媒体健康平台？在什么情况下使用的呢？它们有哪些不同？

# 第四章　中国医药卫生相关部门简介及其信息发布制度

1. 了解中国医药卫生相关部门以及治理理念
2. 了解并掌握新媒体健康传播过程中的医疗道德与医疗伦理问题
3. 了解并掌握风险社会与媒介恐慌的产生原因及其对健康传播的影响
4. 了解当前我国新闻发言人制度以及新闻发布流程

## 第一节　中国医药卫生部门简介

### 一、中国医药卫生有关管理部门简介

随着时代的发展，我国有关医药卫生的政府机构，其职能和归属时有调整。下面介绍我国医药卫生相关主要政府部门。

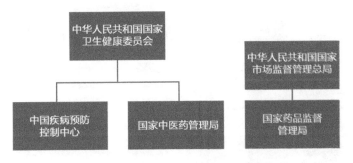

图 4-1　我国医疗卫生相关政府部门示意图

（一）中华人民共和国国家卫生健康委员会

1.部门简介

国家卫生健康委员会（简称"国家卫健委"）是国务院组成部分，负责贯彻落实党中央关于卫生健康工作的方针政策和决策部署，在履行职责过程中坚持和加强党对卫生健康工作的集中统一领导。

2.部门职责

根据国家卫生健康委员会官方网站显示，其部门的主要职责可以概括为八个方面：组织拟订国民健康政策，协调推进深化医药卫生体制改革，制定并落实疾病预防控制规划，组织拟订并协调落实应对人口老龄化政策措施，制定国家药物政策和国家基本药物制度，负责职责范围内的职业卫生、放射卫生、环境卫生、学校卫生、公共场所卫生、饮用水卫生等公共卫生的监督管理，制定医疗机构、医疗服务行业管理办法并监督实施，负责计划生育管理和服务工作。

（二）中国疾病预防控制中心

1.部门简介

中国疾病预防控制中心成立于1983年12月23日，是由国家卫健委主管的实施国家级疾病预防控制与公共卫生技术管理和服务的公益事业单位。

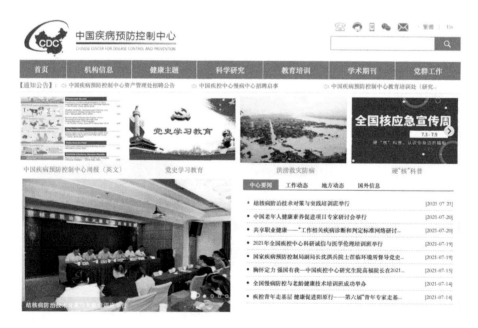

图4-2　中国疾病预防控制中心官网

2. 部门职责

根据中国疾病预防控制中心官方网站显示，其部门的主要职责可以概括为以下五个方面：

一是开展疾病预防控制、突发公共卫生事件应急、环境与职业健康、营养健康、老龄健康、妇幼健康、放射卫生和学校卫生等工作。二是组织制订国家公共卫生技术方案和指南。三是开展传染病、突发公共卫生事件和疑似预防接种异常反应监测。四是参与国家公共卫生应急准备和应对。五是开展疾病预防控制、突发公共卫生事件应急、公众健康关键科学研究和技术开发。

（三）国家中医药管理局

1. 部门简介

国家中医药管理局由国家卫健委管理。其下设机构包括：办公室、人事教育司、政策法规与监督司、医政司、科技司、国际合作司、直属机关党委。

2. 部门职责

根据国家中医药管理局官方网站显示，其部门的主要职责可以概括为以下五个方面：

一是拟订中医药和民族医药事业发展的战略、规划、政策和相关标准，起草有关法律法规和部门规章草案。二是承担中医医疗、预防、保健、康复及临床用药等的监督管理责任。三是负责监督和协调医疗、研究机构的中西医结合工作。四是负

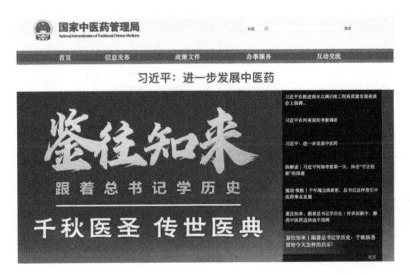

图 4-3 国家中医药管理局

责指导民族医药的理论、医术、药物的发掘、整理、总结和提高工作。五是组织开展中药资源普查，促进中药资源的保护、开发和合理利用。

（四）国家药品监督管理局

1. 部门简介

中华人民共和国国家药品监督管理局是由国家市场监督管理总局管理的国家局，为副部级单位。国家药品监督管理局是根据党的十九届三中全会审议通过的《中共中央关于深化党和国家机构改革的决定》《深化党和国家机构改革方案》和第十三届全国人民代表大会第一次会议批准的《国务院机构改革方案》设立的。

2. 部门职责

根据国家药品监督管理局官方网站显示，其部门的主要职责可以概括为以下七个方面：

一是负责药品、医疗器械和化妆品安全监督管理。二是负责药品、医疗器械和化妆品标准管理。三是负责药品、医疗器械和化妆品注册管理。四是负责药品、医疗器械和化妆品质量管理。五是负责药品、医疗器械和化妆品上市后风险管理。六是负责执业药师资格准入管理。七是负责组织指导药品、医疗器械和化妆品监督检查。

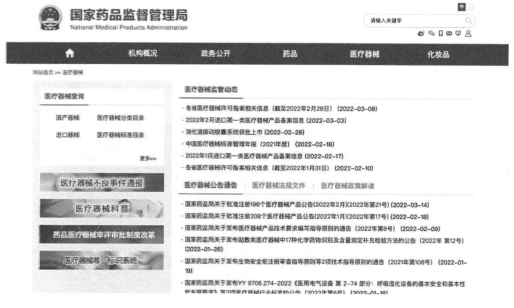

图 4-4 国家药品监督管理局

## 二、医药卫生部门的健康信息管理与发布机制

我国政府部门的医药卫生信息发布机制大概分为三种，分别是部门主办的新闻发布会、部门官媒、下属的行业媒体的媒体矩阵。三种信息发布机制相互协同，互为补充。

（一）部门主办的新闻发布会

政府医药卫生部门通过设置自身部门主办的新闻发布会，定期邀请记者进行信息发布，及时向社会传达健康信息，与新闻媒体和工作建立并保持良好的沟通关系。

（二）其他新闻机构

除了借助自身平台的新闻发布会外，政府医药卫生相关的部门也会借助其他机构的新闻发布会进行信息发布，如国家药监局就通过中华人民共和国国务院新闻办公室（简称"国新办"）的新闻发布会发布疫苗相关的健康信息，借助更大的平台及时向公众传递健康信息。

（三）部门所属的官网媒体

各个政府部门通常设置新闻宣传中心，并且在宣传中心网站展示部门的工作动态、汇总优秀的宣传作品以及科普作品。这是机构主动对外传递信息的另一种方式。

（四）部门下辖的行业媒体及其媒体矩阵

政府医药卫生媒体下属的行业媒体也是进行健康信息发布的重要环节。例如，

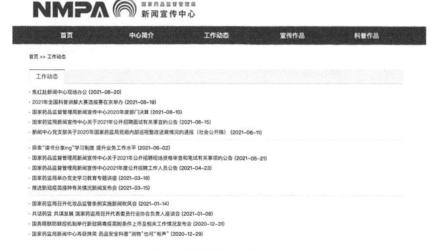

图 4-5　国家药品监督管理局新闻宣传中心网站

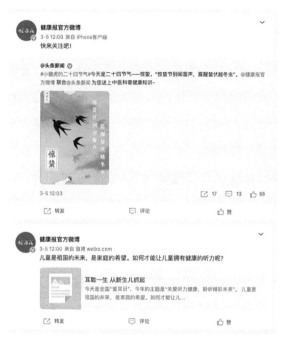

图4-6　健康报官方微博

《健康报》是由国家卫生健康委员会主管的全国性卫生行业报。其主要任务包括宣传党和国家的卫生健康方针政策，报道国内外医药卫生重大科技成果。《健康报》具有完备的媒体矩阵体系，以及专业的信息处理加工能力，可以更加深入受众群体，便于健康信息的传递。

## 三、公共卫生治理理念的发展与现实挑战

### （一）我国公共卫生治理四个阶段

目前，我国的公共卫生治理模式共经历了四个阶段。[①] 在此发展过程中，我国的公共卫生治理主要呈现了两大治理理念：其一是政策面向从城市覆盖到农村。其二是公共卫生治理的价值取向由"防疫"转向"保健"，公共卫生治理的目标对象从"群体"转移到"个人"。

---

① 武晋、张雨薇：《中国公共卫生治理：范式演进、转换逻辑与效能提升》，《求索》2020年第4期。

1.第一阶段（1949—1978 年）

在第一阶段，我国的公共卫生治理主要参考了苏联模式，建立了以防疫站为代表的简易治理科层体系。曾被世界卫生组织称为"发展中国家典范"。

2.第二阶段（1978—2001 年）

1978 年后，我国公共卫生治理进入市场化和法制化阶段，运用经济激励机制推进卫生事业发展，但公共卫生服务出现了供给相对短缺，血吸虫病等地方性传染病死灰复燃。

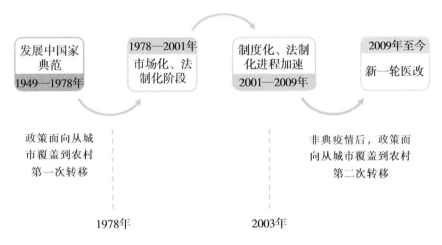

图 4-7　我国的公共卫生治理模式四个阶段

资料来源：研究者据文献资料整理绘制。

3.第三阶段（2001—2009 年）

在第三阶段，由于非典疫情的倒逼，我国疾控体制开始改革，重新强化了强制型治理工具的运用，参考西方国家经验，完善了以四级疾病预防控制中心为核心的疾病预防控制体系。

4.第四阶段（2009 年至今）

步入 2009 年以后，我国启动了新一轮医改，强制型工具色彩逐步淡化，公共卫生服务向公益性回归。

（二）我国公共卫生治理面临的现实挑战

在互联网、智能手机、移动应用、人工智能等传播信息技术引发的一系列社会变化，及发达国家多元共治的社会治理理念的影响下，我国公共卫生治理遭遇到国内外双重环境的挑战。一方面治理体系需要向"多元共治"的理念转换，调动各方主体的积极性；另一方面，需要采纳新媒体传播技术，建立相对平等的公共健康沟通体系。

席卷全球的新冠疫情对我国公共卫生治理的国际协同和跨国合作交流提出了更高要求。如何开展全球性联合抗疫和协同，推动疫情防控尽早突破，构建全球疫情防御体系，同时保证中国国内的疫情防控和经济恢复，为新时代中国公共卫生治理体系完善提出了新课题。

## 四、"国计"到"民生"："健康中国"的国家战略

（一）"健康中国"战略的形成

"健康中国"是习近平总书记在党的十九大报告中提出的发展战略，体现了国家对人民个体健康的重视，为我国开展健康传播提供了重要理论和政策依据。报告指出，人民健康是民族昌盛和国家富强的重要标志，要完善国民健康政策，为人民群众提供全方位全周期健康服务。2019 年 7 月，国务院印发《国务院关于实施健康中国行动的意见》，成立健康中国行动推进委员会，出台《健康中国行动组织实施和考核方案》。

（二）实施健康中国行动的基本原则

实施健康中国行动的基本原则，体现了我国公共卫生治理将干预环节前置，面向社会个人、多元共治的治理理念。其基本原则包括：普及知识、提升素养；自主自律、健康生活；早期干预、完善服务；全民参与、共建共享。

（三）实施健康中国行动的总体目标

"健康中国"的总体目标是"到 2022 年，健康促进政策体系基本建立，全民健康素养水平稳步提高，健康生活方式加快推广，重大慢性病发病率上升趋势得到遏制，重点传染病、严重精神障碍、地方病、职业病得到有效防控，致残和死亡风险逐步降低，重点人群健康状况显著改善。到 2030 年，全民健康素养水平大幅提升，健康生活方式基本普及，居民主要健康影响因素得到有效控制，因重大慢性病导致的过早死亡率明显降低，人均健康预期寿命得到较大提高，居民主要健康指标水平

进入高收入国家行列，健康公平基本实现。"[①]

（四）实施健康中国行动的主要任务

实施健康中国行动的主要任务，是全方位对健康影响因素加以干预、维护全生命周期健康、防控重大疾病。

（五）"健康中国"战略对新媒体健康传播的意义

"健康中国"国家战略，给新媒体健康传播设置了重要议程，同时，也让我们看到，新时代的健康传播，必须充分运用 Web 2.0 时代的新媒体传播手段，配合开展以预防为主的健康素养培育、前端干预疾病防治、公众参与和公众沟通，才能助力健康中国行动目标的实现。

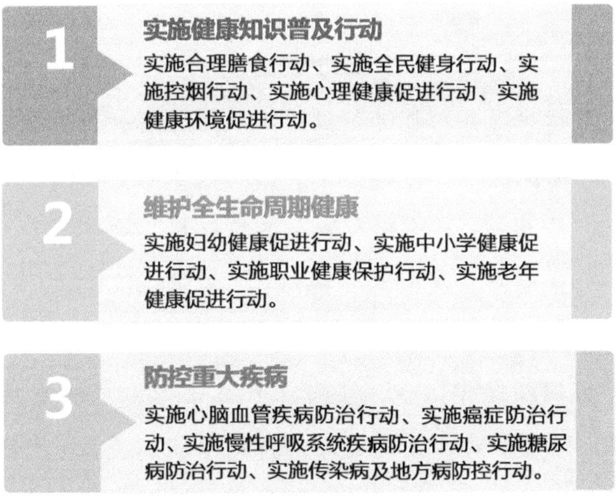

**1 实施健康知识普及行动**
实施合理膳食行动、实施全民健身行动、实施控烟行动、实施心理健康促进行动、实施健康环境促进行动。

**2 维护全生命周期健康**
实施妇幼健康促进行动、实施中小学健康促进行动、实施职业健康保护行动、实施老年健康促进行动。

**3 防控重大疾病**
实施心脑血管疾病防治行动、实施癌症防治行动、实施慢性呼吸系统疾病防治行动、实施糖尿病防治行动、实施传染病及地方病防控行动。

图 4-8　"健康中国"的主要任务

资料来源：研究者据文献资料整理绘制。

# 第二节　医疗道德与医疗伦理

## 一、医疗道德

为了建立健全我国的公共健康沟通体系，有关从业者在传播过程中，应当遵循

---

① 《健康中国行动（2019—2030 年）》，中国政府网，2021 年 7 月 30 日，http://www.gov.cn/xin-wen/2019-07/15/content_5409694.htm?utm_source=UfqiNews。

诊疗规律和医疗道德，尊重相关主体，敬畏生命价值，这是健康传播活动不能违背的基本准则。在新媒体健康传播领域，由于自媒体准入门槛低及信息传播的碎片化等特点，从业者更应该审慎对待医疗道德和医疗伦理问题，严守健康传播的红线。

（一）"医德"内涵

我国出台的《中华人民共和国医务人员医德规范及实施办法》（以下简称"医德规范"）中规定，"医德"，即医务人员的职业道德，是医务人员应具备的思想品质，是医务人员与病人、社会以及医务人员之间关系的总和。

（二）"医德"规范的内容

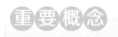

**医疗道德**

医德规范是指导医务人员进行医疗活动的思想和行为准则。医德规范的内容包括：救死扶伤，实行社会主义的人道主义；时刻为病人着想，千方百计为病人解除病痛；尊重病人的人格与权利，对待病人不分民族、性别、职业、地位、财产状况，都一视同仁；文明礼貌服务，举止端庄，语言文明，态度和蔼，同情、关心和体贴病人；廉洁奉公，自觉遵纪守法，不以医谋私；为病人保守医密，实行保护性医疗，不泄露病人隐私与秘密；互学互尊，团结协作，正确处理同行同事间的关系；严谨求实，奋发进取，钻研医术，精益求精、不断更新知识，提高技术水平。

## 二、医学伦理

在新媒体健康传播中，面向新媒体受众的传播内容生产、面向患者的沟通讲解及面向公众的信息发布，都不能违背基本的医学伦理。这要求新媒体健康传播的从业者和健康医疗行业的从业者，对医学伦理要有基本的认知和了解。

医学伦理学，是运用伦理学原则解决医疗卫生实践和医学发展过程中的医学道德问题和医学道德现象的学科。自医术诞生之日起，医者就成为一种高尚的职业，并且要求其具有一定美德，但是在当时更多强调的是医者的自我约束。近代医学界也十分重视医师美德，例如英国爱丁堡大学 John Gregory 教授曾经指出，医生的仁

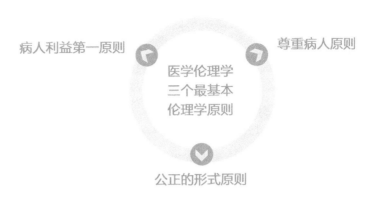

图 4-9　医学伦理学的三个最基本的伦理学原则

慈应来自道德感，医生对病患的态度和行为应基于无私、仁慈的情感。[1] 在我国，医师行业组织"中国医师协会"曾经在 2014 年公开发布《中国医师道德准则》[2]，从医师与患者、医师与同行、医师与社会、医师与企业四方面介绍了医师的伦理与道德底线。医学伦理学的三个最基本的原则是：病人利益第一、尊重病人和公正的形式原则。

## 三、医疗道德风险

### （一）医疗道德风险的产生

一般经济学意义上，医疗道德风险是指在医疗保险领域内的道德风险（Moral hazard）问题。[3] 道德风险起源于保险，因其属于不可保风险而受到学者的关注。在医疗市场中，道德风险的产生是由于第三方主体间信息不对称，产生委托代理关系，代理人利用信息优势作出有利于自己而损害委托人利益的行为。道德风险是与医疗服务价格的需求弹性相关的，因而弹性较大的医疗服务就可能产生较大的医疗道德风险。[4]

---

① 曹永福：《当代医学伦理学视野中的医疗职业伦理、生命伦理与健康伦理》，《医学与哲学》2021 年第 19 期。

② 《中国医师道德准则》，中国医师协会网站，2014 年 3 月 18 日，http://www.cmda.net/dwjltzgg/10408.jhtml。

③ 陈琛：《新型农村合作医疗中道德风险研究》，湖南师范大学硕士学位论文，2015 年。

④ 胡苏云：《医疗保险中的道德风险分析》，《中国卫生资源》2000 年第 3 期。

在新闻传播领域，当人们从事健康传播有关传播实践时，除了了解一般经济学意义上的医疗道德风险基本概念外，从业者还应接受规范和道德的约束。

（二）健康传播是风险传播的实践

在我国开展的健康传播活动，是一种现代社会的风险传播实践活动。现代社会的风险不全是"实际存在的风险"，还有很大一部分是"可能存在的风险"。例如，在2008年"毒奶粉"事件后，尽管国内近年来大力加强了对奶粉产品的监管，但仍有部分消费者认为国产奶粉不安全，这种认知具有现代社会风险认知的典型特点。

人们处于信息分布的不对称情况下，要开展健康传播活动，这就要求公共信任的修复和建立。这同时也要求医疗从业者需遵循医学道德和伦理，为公众和患者提供及时、有效、准确的信息，帮助公众和患者进行有关诊疗决策和判断。

## 四、隐私权问题

在新媒体健康传播活动中，同样需要遵守一般大众传播相关的媒介规制和道德伦理准则。在依托社交媒体开展传播活动时，尤其需要注意隐私权问题。由于社交媒体数据是个人属性信息的组合，可直接追溯到个人，威胁到个人隐私。需要在收集公共卫生信息与保护隐私间保持平衡，这是公共卫生机构面临的重要挑战。

2021年1月，陕西某县医院一工作人员，将同办公室工作人员发给自己的病历资料照片通过微信发于家庭群，致使该病例照片在微信等社交平台中被大量转发传播，被公安局处以行政拘留9日并处500元罚款处罚。

在新冠肺炎疫情中，大量公众参与新媒体社交网络中的信息分享。个人信息的持续更新和累积可能预示着巨大的危险[1]，因为信息集聚带来的不仅是数据集成，

---

[1] 王晓敏、刘星、张欣：《东西方视域下生命伦理、法律和哲学问题的跨学科思考——2018年中美生命伦理、法律和哲学学术会议综述》，《中国医学伦理学》2018年第4期。

更涉及背后隐藏的个体间社会关系网络。另外，人们在使用移动社交媒体的定位功能时，容易留下地理位置及活动轨迹，在定位数据中潜藏着个人兴趣爱好、生活习惯等敏感信息。以上数据若被泄露或窃取，就可能造成数据的滥用，引发隐私权相关问题。

（一）个人隐私

隐私的提出要追溯到 Warren 等人在 1890 年发表的《隐私权》，该著作已经成为美国传统法律的开创性著作，书中定义：隐私权是一项特殊的权利，可以保证使人们免遭生活中希望保守的秘密被发布。[1]

隐私包括私生活安宁和私生活秘密两个方面。隐私权是指公民享有的私人生活安宁与私人信息依法受到保护，不被他人非法侵扰、知悉、搜集、利用和公开等的一种人格权，而且权利主体对他人在何种程度上可以介入自己的隐私生活、对自己是否向他人公开隐私以及公开的范围和程度具有决定权。

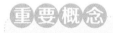

### 隐私权

　　隐私权是指公民享有的私人生活安宁与私人信息依法受到保护，不被他人非法侵扰、知悉、搜集、利用和公开等的一种人格权，而且权利主体对他人在何种程度上可以介入自己的隐私生活、对自己是否向他人公开隐私以及公开的范围和程度具有决定权。

对隐私的保护需求作为一种人类的自然情感，来源于人类的羞耻本能，但将隐私利益上升为一种个人权利与法律相联系则源于1890年美国学者沃伦（Samuel D.Warren）等人《论隐私权》一文。文中认为，面对社会生活的发展，普通法应当认可法官库利（Thomas Cooley）所称的"个人独处权利"，保护个人有权选择自己的生活，而不受外界的干涉或侵害，除非存在明确的社会需要和合法依据。

---

[1] 刘雅辉、张铁赢、靳小龙、程学旗：《大数据时代的个人隐私保护》，《计算机研究与发展》2015年第1期。

（二）隐私权的发展历程

1. 隐私权在美国的发展

在侵权法领域，美国法学家威廉·普罗瑟（William Prosser）系统地提出隐私侵害的四种类型；为保护隐私不受来自公权力的侵害，美国联邦最高法院认定隐私权是宪法上未列明的基本权利；为应对个人信息保护与利用问题，美国还通过制定相关保护信息隐私的成文法来加以规范。总之，美国隐私权存在于宪法、侵权法和各类成文法中。

2. 隐私权在欧洲的发展

隐私权在美国走过一百多年的历程，其间大西洋对岸的欧洲各国也面临着同样的问题。在第二次世界大战后人权保护的大环境下，欧洲各国国内法也陆续制定法律予以回应。

（1）英国隐私权发展

在英国，虽然法律对公民的隐私予以保护，但一直不认可侵害隐私可以作为独立诉由，而是将侵害隐私的案件纳入其他侵权行为的范畴，这使得英国的隐私保护不够发达并且较为零碎。

（2）德国隐私权发展

在德国，隐私是一般人格权萌生和发展的源头，同时经由一般人格权的认可而获得保护。德国联邦宪法法院认为个人资料是自然人人格的勾画，"个人具有自主决定的价值与尊严，自行决定何时及于何种范围内公开其个人的生活事实"。并且确立了"资讯自决权"，这成为此后德国隐私保护的理论基础。

（3）法国隐私权发展

法国对隐私的关注伴随着对新闻自由的限制，体现在其宪法上"侮辱或诽谤他人私人生活的"保护措施的规定。19世纪50年代，一些著名的案例确定了对"个人形象权"的保护。1970年《法国民法典》修改后，又在第9条规定了"私生活受尊重权"。[1]

---

[1]　张新宝：《从隐私到个人信息：利益再衡量的理论与制度安排》，《中国法学》2015年第3期。

（三）我国的隐私权利内容及其保护

1.我国隐私权内容

在我国，隐私权包括以下四项权利内容：其一是隐私隐瞒权，即隐私隐瞒权是指权利主体对于自己的隐私进行隐瞒，不为人所知的权利。其二是隐私利用权。指自然人对于自己的隐私权积极利用，以满足自己精神、物质等方面需要的权利。其三是隐私支配权。指公民对自己的隐私有权按照自己的意愿进行支配。其四是隐私维护权。即隐私权主体对于自己的隐私享有维护其不受侵犯的权利，在受到非法侵犯时可以寻求公力与私力救济。

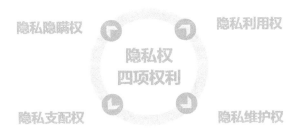

图4-10　隐私权四项权利

2.我国隐私权保护情况

我国现行法律对隐私权的保护主要有以下几种情况：一是对公民的人身、人格尊严、家庭、住宅等最基本的隐私事项予以保护。二是对属于隐私的事项以专门立法予以保护。三是明文规定禁止擅自公布和宣扬他人隐私。四是网络"人肉搜索"侵犯隐私权责任。

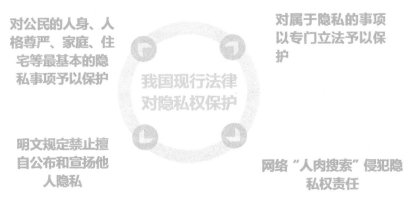

图4-11　我国现行法律对隐私权保护

### 3.新媒体健康传播中应注意的隐私权保护要点

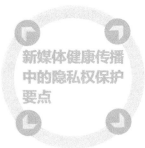

图 4-12　新媒体健康传播中的隐私保护要点

（1）我国法律对隐私事项专门立法进行保护

首先，在新媒体健康传播实践活动中，需要注意我国法律对隐私事项专门立法进行保护。例如，《民事诉讼法》规定离婚案件，当事人申请不公开审理的，可以不公开审理，体现了把当事人不愿公开的婚姻、家庭的有关情况视为隐私；《刑事诉讼法》和《未成年人保护法》规定未成年人犯罪案件不公开审理，可以理解为把个人在未成年时的犯罪违法劣迹视为隐私。

（2）我国法律禁止擅自公布和宣扬他人隐私

此外，法律规定不得公开的个人事项还有个人的邮件和使用邮政业务情况，收养秘密，个人储蓄情况，私人、家庭的单项资料，如某些疾病等。我国法律还明文规定禁止擅自公布和宣扬他人隐私。对未经他人同意，擅自公布他人的隐私材料或以书面、口头形式宣扬他人隐私，致他人名誉受到损害的，按照侵害他人名誉权处理。

（3）要注重对于特殊群体的隐私权益保护

对于特殊群体，特别是涉及妇女的内容，需要注意对这些群体的隐私权益保护。在我国《妇女权益保障法》中，有对妇女的隐私加以特别保护的内容。《妇女权益保障法》（修正）第四十二条规定：妇女的名誉权、荣誉权、隐私权、肖像权等人格权受法律保护。禁止用侮辱、诽谤等方式损害妇女的人格尊严。禁止通过大众传播媒介或者其他方式贬低损害妇女人格。未经本人同意，不得以营利为目的，通过广告、商标、展览橱窗、报纸、期刊、图书、音像制品、电子出版物、网络等形式使用妇女肖像。这与间接保护的模式完全相同。

（4）要注意网络"人肉搜索"侵犯隐私权责任

同时，需要注意网络"人肉搜索"侵犯隐私权责任。《关于审理利用信息网络侵害人身权益民事纠纷案件适用法律若干问题的规定》划清了非法利用个人信息和合法利用个人信息的司法界限，对保护个人信息作出了准确的界定。其列举出的隐私信息包括基因信息、病历资料、健康检查资料、犯罪记录、家庭住址和私人活动信息等6种，并列举了可以公布信息的情况。

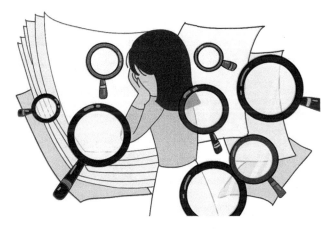

图 4-13　人肉搜索

## 第三节　风险社会与媒介恐慌

### 一、风险及风险社会

#### （一）概念

"风险社会"（risk society）由德国社会学家乌尔里希·贝克在他1986年论著的《风险社会》中第一次提出。贝克指出：风险，首先是指完全逃离人类感知能力的放射性、空气、水和食物中的毒素和污染物，以及伴随而来的短期和长期的对植物、动物和人的影响。它们会导致系统的、不可逆的并且一般来说是不可见的伤害。① 如今，绝大多数国家进入了现代社会阶段，而现代社会意味着风险社会的到来。

（二）风险社会的焦虑

贝克预言，我们所处的时代正在迫使人类逐渐走向越来越不安全的风险社会，充满着危机、恐慌与焦虑。他认为风险社会的危险的核心概念是：有组织的不负责任，危险的社会爆发。同时，风险只是焦虑的第一步，随着风险演变为危机，焦虑也从个体延伸到国家层面，形成"恐惧、恐慌与恐怖"。

美国著名的传播学者马克斯韦尔·麦库姆斯（Maxwell Mccombs）在《议程设置：大众媒介与舆论》中，指出大众传媒在危机制造中的作用。在一项研究"公众认为国家面临的最重要的问题"的民意调查中，他发现当公众对"犯罪"的关注上升到极高程度时，现实犯罪的统计数字却表明同期犯罪率在下降。为什么被调查的公众对实际减少的犯罪不断提高关注程度呢？答案是：这些民众受到了新闻媒介中犯罪报道的影响。

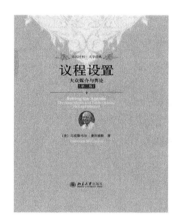

图4-14 《议程设置：大众媒介与舆论》

其实，上述现象的解读还可以溯源到美国早期新闻传播学者李普曼在《公众舆论》中所阐述的媒介构建的"拟态环境"。李普曼指出，人们是通过在媒介中获得的信息，来建立对身边环境的认知的。当今，公众对世界的认知已经越来越依赖媒介信息，而大众传媒最适合传播的信息之一就包括了恐慌信息。

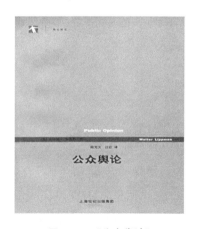

图4-15 《公众舆论》

---

① 参见［德］乌尔里希·贝克：《风险社会》，何博闻译，译林出版社2004年版，第230页。

《欧洲犯罪学期刊》一项来自德国的调查

和麦库姆斯的研究结论类似，《欧洲犯罪学期刊》一项来自德国的调查也得出媒介制造了不必要恐慌的结论。德国警署的犯罪记录表明，自1995 年以来的 10 年间德国的犯罪行为一直在减少，但一项对公众的调查却表明，公众相信或假设认为犯罪行为增加了。进一步的研究显示，看电视的方式与相信犯罪行为增加有相关关系，电视广播传播的包括虚构的或是事实的犯罪内容，激发了受众对真实世界感知的偏向。

传播学者格伯纳发现，长期接触电视媒体的观众容易产生一种"邪恶世界综合征"，由于长期看电视容易培养一种"认为世界比较邪恶与危险"的印象，观众认为电视中那些频繁出现的暴力行为几乎无法避免。

在网络时代下，长期接触类似信息的人是否也会产生相似的世界观，有待学者们进一步考证，但有一点可以肯定：媒体中大量有关风险、危机、犯罪、暴力的报道，的确会给受众以"世界危险"的"拟态环境"，也容易导致受众心理的微妙变化。①

## 二、中国的健康传播与风险沟通

健康问题在本质上是风险问题。我国的健康传播研究最初是从关注美国健康传播研究逐步开启的学科萌芽，而随着健康传播概念在我国的正式确立，再到后来多样的以健康促进和健康教育为主题的实践活动，这是一个逐步发展的长期过程。②

---

① 何镇飚：《风险社会中的媒介恐慌》，《文化纵横》2012 年第 5 期。

② 参见陈虹、梁俊民：《风险社会背景下中国大陆健康传播研究的历史、现状与发展趋势》，第八届中国健康传播大会优秀论文集，2013 年，第 101—118 页。

案例

### "反应停"事件

沙利度胺最早由德国格仑南苏制药厂研发，1957 年首次被用作处方药。沙利度胺推出之始，科学家们说它能在妇女妊娠期控制精神紧张，防止孕妇恶心，并且有安眠作用。因此，此药又被叫作"反应停"。20 世纪60 年代前后，欧美至少 15 个国家的医生都在使用该药治疗妇女妊娠反应，很多孕妇服药后恶心的症状得到了明显的改善，于是它成了"孕妇的理想选择"（当时的广告用语）。

随之而来的是许多短肢畸形新生儿，形同海豹，被称为"海豹肢畸形"。1961 年，这种症状被证实是孕妇服用"反应停"所导致的。经过媒体的进一步披露，人们才发现，这起丑闻的产生是因为在"反应停"出售之前，有关机构并未仔细检验其可能产生的副作用。"反应停"事件后，欧美等发达国家认识到了风险沟通的重要性，先后建立了药品上市后的不良反应监测计划，并不断完善本国的风险沟通方法。

中国初期的健康传播主要是研究疾病干预、媒介开展的说服效果研究，以及突发公共卫生事件的风险沟通等议题。互联网兼具人际传播与大众传播的优势特性，十分适合进行劝服传播以改变个体健康行为。[1] 例如，2003 年非典疫情期间，公众对风险信息的感知主要来自媒体的报道情况，有学者开始关注突发公共卫生事件中健康信息的发布以及公众的认知效果，政府公共卫生部门也开始关注公共卫生突发事件的沟通问题。

由于专家、知识社群、市场主体、媒介、政府等多主体都参与着风险沟通的进程，致使风险沟通具有复杂性。以转基因食品为例，不同的专家和媒体，可以建构出有关转基因食品截然不同的"风险故事"。这些围绕风险话题的公共讨论和沟通，会对公众的认知产生形塑作用，而媒体的报道也可能会影响政府决策。[2]

---

[1] 刘瑛：《国之健康传播研究》，《华中科技大学学报（社会科学版）》2001 年第 5 期。

[2] 戴佳、曾繁旭、郭倩：《风险沟通中的专家依赖：以转基因技术报道为例》，《新闻与传播研究》2015 年第 5 期。

### 三、公共信任的重建

要开展有效的风险沟通，公众必须在一定程度上信任信息发布机构。在中国开展健康传播的风险沟通的重要前提，是公共信任的重建。我国健康传播从业者，需要了解中国社会深层次信任机理，在开展传播活动的过程中，弥补信任通道两端的信息不平衡，缓解和助益公共卫生治理过程中的信任不足问题。

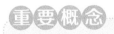

#### 风险沟通

风险沟通是个体、群体与机构之间交换风险信息和看法的相互作用过程，它直接传递与风险有关的信息，也包括对风险事件的关注、意见与相应反应，国家或监管机构在风险管理方面的法规与措施等。[①]

以食品安全问题为例，2008 年三聚氰胺毒奶粉事件后，中国食品在全球市场上遭遇了信任危机。再以美国食品药品监督总局（Food and Drug Administration，简称 FDA）为例，风险沟通一直是 FDA 最重视的工作内容之一。[②]要使得风险沟通信息被公众接受，需要多个环节和步骤，其前提是令公众信任 FDA。研究表明，美国包括医生和患者在内的群体，都是通过媒体来获悉药品信息的，且他们对媒体所发布的信息十分信任。[③]

中美有关食品安全的不同研究表明，在中国，重建公共信任是从业者需解决的基本问题。然而，社会信任系统的重建并非一日之功。社会公共信任建设要从多方入手。[④]当公众对于某一议题已经形成了顽固的"不信任态度"时，有可能带来信任通路的断裂，继而导致社会共治在公权力执法、知识治理、市场规训等多个维度

---

① 谢晓非、郑蕊：《风险沟通与公众理性》，《心理科学进展》2003 年第 4 期。

② 爱丽丝·朱斯托、陈静茜：《美国 FDA 的社交媒体风险沟通议题分析——以 @USFDA 账号推文为例》，《青年记者》2017 年第 4 期。

③ Cf. Orrico, K.B.,Lin, J.K., Wei, A.,Yue, H.："Clinical Consequences of Disseminating the Rosiglitazone FDA Safety Warning". *American Journal of Managed Care*, 2010（16），p.111.

④ 卞桂平：《中国社会公共信任问题的伦理道德影响因子分析》，《南昌工程学院学报》2020 年第 2 期。

"失灵"①。

## 四、媒介恐慌与医疗健康信息传播

（一）媒介恐慌论的起源

媒介传达的信息一定是有益于社会的吗？答案是不一定的，"媒介恐慌"就是其中一个案例。"媒介恐慌"指媒介在对社会恐慌事件进行大规模报道的过程中，导致产生更多的恐慌现象或恐慌心理的理论。② 媒介恐慌的具体表现如：媒介信息不充分产生的流言、信息不明确造成公众对新闻的误读、媒介定义不当造成的危机，或是媒介制造假新闻引发恐慌等。③

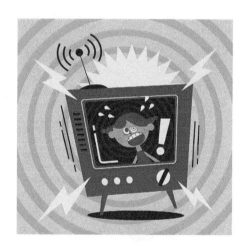

图4-16　媒介恐慌

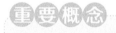

### 媒介恐慌

媒介恐慌是指受众因为媒介对危险事件的大规模报道产生的恐慌和焦虑心理的现象。其具体表现为：媒介对事件要素的呈现不充分引发受众误解，媒介定义不当造成的危机或是媒介制造虚假新闻引发受众恐慌。

（二）风险社会中的媒介恐慌

媒介中的风险为何会引发如此巨大的反响，是因为公众对负面消息比对正面消息更为敏感，更易接受。有研究表明，媒体对某些风险议题的关注可能对公众的认

---

① 吴元元：《食品安全共治中的信任断裂与制度因应》，《现代法学》2016年第4期。

② 参见邵培仁：《媒介恐慌论与媒介恐怖论的兴起、演变及理性抉择》，《现代传播》2007年第4期。

③ 参见邓冉：《浅析"媒介恐慌"》，《商业文化（学术版）》2009年第9期。

知产生负面影响。相对于正面消息，媒体所提供的负面消息更容易被接受。也就是说，当负面消息出现时，即便尚未获得医学或科学论证，公众对这类议题的信任程度也会大大降低，产生焦虑和恐慌心理。①

（三）媒介恐慌产生的原因

1. 媒介自身危机

一是媒介对危机信息识别不精准。媒介充当有影响力的危机界定者和警示发布者。若媒介在界定危机时夸大和捏造了实际情况，极易引发公众的恐慌。

二是媒介对危机信息应对不充分。如果媒介使用不完善的报道方式，仅仅将危机事件的一些要素公之于众，使得公众处于对危机一知半解的畏惧中，却不知道应怎样面对，公众的恐慌程度会大大提升。

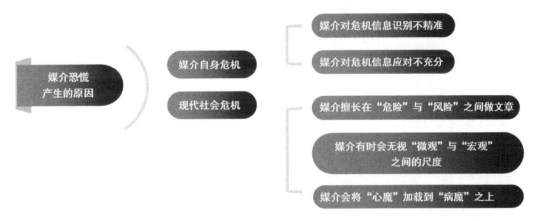

图 4-17　媒介恐慌产生的原因

2. 现代风险社会作为背景

当媒介的失范行为作用于危机频发的风险社会时，媒介恐慌便会不可避免地被放大。媒介擅长在"危险"与"风险"之间做文章，为了获得市场和更高的利润，媒体总渴望有大新闻发生。风险社会中的危机频发为媒介提供了大做文章的空间。在媒介风险议题的不当设置之下，公众会感到自己终日生活在危机中。

当容易引起公众心理不确定的社会因素出现时，媒介常常会充当导火索和助推

---

①　参见吴林海、钟颖琦、山丽杰：《公众对食品添加剂安全风险的感知研究：国际文献的一个综述》，《江南大学学报（人文社会科学版）》2011 年第 6 期。

器的角色,将社会中微小的风险无限放大。在风险社会中,媒介已成为新的风险源,媒介的炒作甚至可能导致一个行业的衰落。

（四）媒介恐慌的层次

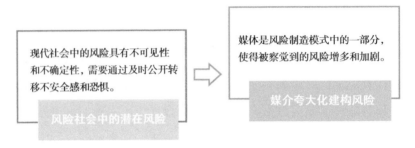

现代社会中的风险具有不可见性和不确定性,需要通过及时公开转移不安全感和恐惧。

**风险社会中的潜在风险**

媒体是风险制造模式中的一部分,使得被察觉到的风险增多和加剧。

**媒介夸大化建构风险**

图 4-18　媒介恐慌的层次

1. 风险社会中的潜在风险

风险的不可见性。风险的不可见性使它在爆发之初容易导致恐慌,如 2003 年的非典型性肺炎,只有风险实际发生后,人们才能借助研究以及媒体意识到其存在。而在 SARS 暴发之初,媒介的失语引发了流言,并带来了社会的恐慌。

风险的不确定性。风险是未确定的,它超过了可预计的控制,它的传播跨过了可界定的地缘政治的边界和专业知识范围。事实上,引发风险的确定性与它可预知的不确定性相关。风险越是不能界定、预测和控制,它就会带来越多的风险。[①]

流言止于公开。通过解释来转移风险的不安全感十分有效。在非典事件中,媒体报道非典的具体情况后,民众的恐慌得到一定程度的减弱。危机事件发生的第一时间,要尽快向社会发布简要信息,随后发布初步核实情况,并根据事件处置情况及时做好后续发布工作。

**抢购碘盐事件**

2011 年 3 月份,受日本地震引发福岛核电站事故的影响,网络上盛传"补碘可以防止核辐射",加之担忧海水可能受核污染,"今后产的盐不

---

① 芭芭拉·亚当、乌尔里希·贝克、约斯特·房·龙编著:《风险社会及其超越》,北京出版社 2005 年版,第 207 页。

安全"等谣言，于是各地纷纷出现了一股抢购食盐的风潮。

为制止乱象，在国务院统一指挥部署下，国务院各部门一方面加强监测和分析研判，一方面加强风险沟通。22 个省份先后启动食品和饮用水放射性污染监测；12 个省份蔬菜抽检发现极微量放射性碘—131，但对公众健康无危害；牛奶和饮用水监测无异常；31 个省份均指定机构开展人员体表放射性污染检测和医学处理。至 4 月 18 日，共计 401 人接受检测（主要为从日本返回、自行要求检测的人群），仅 3 人轻微超标，经过脱衣、淋浴等处理后达标，对本人和他人健康无危害。经过多方积极的配合与公开权威信息，谣言才逐渐平息。

---

### 2. 媒介在建构风险过程中的夸大化引发恐慌

风险社会理论认为风险的扩散，既来自风险本身，又来自人们对风险的解释。媒体，也是风险制造模式中的一部分，具有定义和建构风险的功能。

在一些小概率的疾病、事故、犯罪等报道中，虽然其相关事件导致人员死亡的数量远比同时期交通事故中死亡的人数要少，但由于媒介对于危机事件大张旗鼓的报道而造成恐慌，仿佛一夜之间已有成千上万人遭受到侵害、患病或死亡。媒介渴望"大新闻"，往往会引发大量的恐慌或者普遍的不安。[1] 用玛丽·道格拉斯和威尔德韦斯的观点来说：在当代社会，风险实际上并没有增加，与此相反，仅仅是"被察觉、被意识到的风险增多和加剧了"[2]。

我国媒介环境越来越开放，人们看到越来越多的媒介恐慌事件，这些危机在以前或许早已存在，只是没有经过媒介到达我们的视线。这就需要提高受众的媒介素养，并普及风险意识，增强他们对于媒介事件的判断力以及应对力。更重要的是对媒介的权力加以制约，建立和完善在他律前提下的媒体内部自律制度。媒介从业者应当树立维护稳定、顾全大局的职业素养，避免对媒介权力的无限度滥用。

---

① 邵培仁：《媒介恐慌论与媒介恐怖论的兴起、演变及理性抉择》，《现代传播》2007 年第 4 期。

② 周战超：《当代西方风险社会理论引述》，《马克思主义与现实》2003 年第 3 期。

## 第四节　新闻发言人制度

### 一、为什么企事业单位需要新闻发言人

在本章第一节中曾提到新闻发布会是政府医疗健康信息发布机制中的重要组成部分，因此，新媒体传播从业者需要充分了解新闻发言人这一关键制度。一场新闻发布会中需要什么样的人员配备，同时又有怎样的流程设置呢？这里将详细展开介绍。

当企事业单位需要发布信息或者澄清谣言时，一位可以代表机构发言的"新闻发言人"显得至关重要。新闻发言人、新闻发布会，最初是政府进行信息发布的一种机制，是政府控制新闻传播的手段，也是政府和新闻界与公众进行沟通的方式。坚持正确的新闻发言人机制，是建立良好企业形象，使危机事件向良性发展的必要环节。也是目前各组织、机构在现代社会开展公共关系和树立良好外部形象的有效制度。

**案　例**

国务院针对国产新冠疫苗的公共沟通

在新冠疫情吃紧的时期，国务院联防联控机制于 2021 年 4 月 11 日召开新闻发布会，介绍新冠疫情防控和疫苗接种有关情况。发布会上，

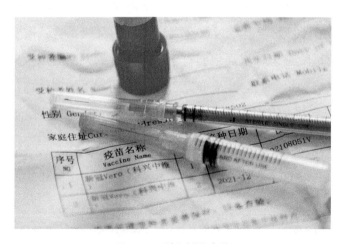

图 4-19　科兴新冠疫苗

北京科兴控股生物技术有限公司新闻发言人刘沛诚回答了红星新闻记者提问。他表示，科兴中维已经完成了世界卫生组织紧急使用授权的生产现场核查。此后不久，科兴疫苗成功获得世界卫生组织的紧急使用授权。这类公开信息的及时发布，实现了企业与政府、公众间的积极沟通，有利于增强公众在疫情期间对国产新冠疫苗的信心。

在互联网中，信息传播速度快、覆盖面广，加剧了危机传播速度。企事业单位更应该思考如何减小危机发生几率，处理好已产生的舆论。同时，在网络舆论危机过后，应当及时抚慰用户和网民，巩固企业的公信力。以上行为都需要一套完善的舆论危机公关处理机制来实现。①

新媒体环境为新闻发言机制提供了新发展可能。当前融合媒介情境中，新闻发布呈现出多向互动传播和诉诸情感两大特征。诉诸情感的感性传播更能引起受众共鸣，可以加快信息传播速度，产生广泛影响。例如，外交部新闻发言人通过"外交部发言人办公室"官方微博、微信、抖音等新媒体形态，以"外交天团"的新形象将传统发言人制度的单向传播模式转化为"诉诸情感"的多向互动传播，逐步转变大众对新闻发言人的刻板印象。②

## 二、新闻发言人制度简介

我国的新闻发言人制度是如何发展起来的，新闻发布会又具有怎样的流程呢？这一部分将进行简单介绍。中国的新闻发言人制度可追溯到1983年，它是在改革开放的形势下为满足对外宣传的需要建立起来的。此后，每年全国人大、全国政协会议期间和其他重大活动时，都会举行大规模中外记者招待会。③

---

① 张浩、李科凤、侯汉坡、张红华：《互联网企业舆论危机公关处理机制》，《开发研究》2012年第2期。

② 李艳泓：《融合媒介情境下外交部发言人的情感传播》，《青年记者》2020年第26期。

③ 张英：《中西体育新闻发言人制度比较研究》，《体育文化导刊》2013年第6期。

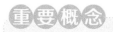 重要概念

## 政府新闻发言人

所谓政府新闻发言人，是指由政府及其下属机构所任命或指定的新闻发布人员，其职责是就政府或本机构责任范围内的重大事变或现实问题，或举行新闻发布会，或约见记者，提供相关的新闻事实，阐释政府的立场、观点，介绍政府已经采取和将采取的对策措施，并作为政府或机构的代表回答记者提问。[1]

一般新闻发布会正式开始后，通常有新闻发布和回答提问两个环节。在新闻发布环节宣读新闻稿，新闻稿需是正式口径和权威信息，经过字斟句酌。在回答记者提问环节，发言人需回答记者的提问，可以以提纲要点的形式作回答。回答时，需要发言人现场组织语言进行回答，这也是体现新闻发言人水平的关键所在。[2]

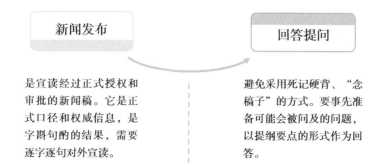

图 4-20　新闻发布会流程图

---

① 参见喻国明：《我们为什么需要政府新闻发言人?》，《郑州大学学报（哲学社会科学版）》2004年第 5 期。

② 参见任继凯：《浅论新闻发言人"十诫"》，《新闻知识》2013 年第 7 期。

## 三、新闻发言人素养简介

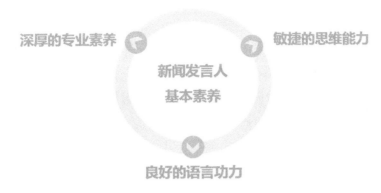

图 4-21　新闻发言人基本素养

（一）深厚的专业素养

发言人必须具备该行业或领域的专业素养。当出现突发事件时，新闻发言人可以及时充分地提供信息，以解决信息不对称的关键问题，若新闻发言人缺少必要的专业知识，不仅不能缓解公众的对立情绪，反而可能引发更严重的批评和信任危机。[①]

"知之为知之，不知为不知"是新闻发言人必须树立的理念。发言人被给予的授权是有限的，在很多情况下新闻发言人无法回答所有问题。新闻发言人应该在授权范围内，以真诚的态度应答记者。发布会还应准备应急预案，针对各种可能出现的突发情况设计好应对措施。并且至少要开展一次全程预演，确保每个环节的顺利进行。[②]

（二）良好的语言功力

新闻发言人的工作主要是开展沟通，良好的语言功力是一个新闻发言人必须具备的素养。[③] 新闻发言人的语言功力是个综合性的概念，要善于使用专业新闻话语进行发言，措辞做到简洁精练，表述通俗易懂，内容脉络清晰，观点明确，态度平等，切记不可打官腔。[④]

---

[①]　参见陆高峰：《专业新闻发言人要具备专门素养》，《青年记者》2013 年第 21 期。

[②]　参见任继凯：《浅论新闻发言人"十诚"》，《新闻知识》2013 年第 7 期。

[③]　参见李薇薇：《论新闻发言人的语言功力》，《新闻爱好者》2011 年第 7 期。

[④]　参见李薇薇：《论新闻发言人的语言功力》，《新闻爱好者》2011 年第 7 期。

为了练就良好的语言功力，新闻发言人需要在平时开展新闻发布会的专业训练和演练，并加强对有关机构业务及公共沟通理论的学习。

（三）敏捷的思维能力

新闻发言人还需要头脑清晰、思维敏捷，有很强的随机应变能力，在各种敏感和棘手的问题面前，从容不迫、应对自如。在国外，发言人有"15秒原则"，即：在接受记者采访时，不管记者问什么问题，必须尽可能在15秒以内迅速回答。问题应尽量简明扼要，避免过多解释引发不必要的误会和追问。

（四）鲜明的角色意识

新闻发言人需要有鲜明的角色意识。外交部前部长李肇星曾经这样描述发言人："外交部发言人，既是人，也不是人。"发言人所说的话并不是代表他本人的立场和态度，而是代表政府、机构的立场和态度，因此，发言人是在一定程度上被抽象化了的"人"。

发言人的形象和气度将直接影响媒体和公众对其所代表机构或国家的评价。因此，新闻发言人需要从自己的角色地位、岗位职责出发，努力修炼与此相适应的职业素养，构建良好的社会公信力和影响力。

从"人"的角度看，发言人富于人格魅力的个性形象，是新闻发言人机制的重要组成部分，只有两者相辅相成，才能成为一名受媒体和公众信赖的合格的政府代言人。[1]

## 四、建立常态化的新闻发言演练机制

互联网时代的舆论危机具有突发性和不确定性。网络舆论危机公关处理不应只限于舆论危机爆发后的应急救援行动，更应建立网络舆论危机的全过程管理。网络舆论危机预警对于预防舆论危机发生具有重要作用。

网络舆论危机预警机制的建立，包括组建危机公关管理小组、构建网络预警平台、建立预警渠道等。其中，组建危机公关小组，需要设置三类责任人，即危机信息监测人、信息把关人、信息处理人。

---

[1] 参见彭兰：《新媒体导论》，高等教育出版社2016年版，第2页。

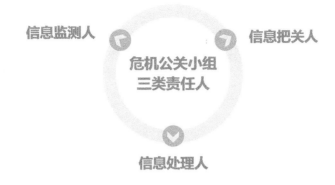

图4-22 组建危机公关小组的三类责任人

（1）信息监测人：信息监测人负责危机信息的首次筛选工作，监测工作包括定期浏览各大传统媒体、门户网站和主流网络论坛，识别和分辨可能发生的危机苗头。

（2）信息把关人：信息把关人负责对预警信息进行再次筛选和甄别，将预警信息进行分类，并按严重程度级别进行标注。

（3）信息处理人：信息处理人负责依据危机风险大小，进行下一步的应对处置，一般由机构公关部负责人担任。

扫码收看
本章视频教程

请你思考

1. 请列举出中国政府医药卫生有关部门及其主要职责。

2. 请结合贝克和麦库姆斯的理论谈谈新冠疫情期间产生的"风险"及其原因。

3. 你曾经见证过哪些"媒介恐慌事件"？试着从媒介和现代社会的角度解释恐

慌产生的原因。

　　4. 请解释为何企事业单位需要新闻发言人？新闻发布会的流程是什么？

　　5. 请列举出新闻发言人需要具备的素养。

# 第五章　新媒体健康传播平台实操

1. 了解当下的新媒体平台并掌握账号注册流程
2. 理解健康类内容生产的背景知识
3. 了解基本的图片拍摄设备与编辑软件
4. 掌握健康类内容编辑规范及图片拍摄技巧
5. 了解基本的视频拍摄设备及视频编辑软件
6. 掌握健康类音频、视频编辑技巧及发布流程
7. 了解基本的 H5 页面制作工具
8. 掌握健康类 H5 页面制作步骤

　　如果我们想从事健康内容传播的工作，那么我们需要借助哪些平台和工具的帮助呢？我们如何把自己的想法变成文本、图片和视频，并制作出专业的内容，在新媒体上进行发布呢？针对这些疑问，本章将介绍健康医疗内容生产的实操步骤，包括账号注册、内容编辑、图片拍摄、音视频编辑和 H5 制作等。

## 第一节　平台简介及案例介绍

　　在互联网络技术迅速发展的今天，当我们想进行健康医疗内容传播时，有丰富的内容平台可供选择。本节将当前主流的新媒体平台进行归类，分为专注内容制作和运营的内容运营类、依托社交媒体流量运行的社交软件类和专注健康医疗内容的健康医疗类，并将介绍具体的平台特点和账号注册的流程。

　　值得指出的是，当前各类平台都对账户主体作出了分类，主要包括个人、媒体、企业、政府和其他机构等。当我们在选择平台的时候，考虑平台的性质和特

点，根据自身的需求作出选择才是关键。每个平台都对不同的账户类型作出了区分，并提供相应的流量、奖金等支持，并不存在某一账户主体更适合某一类型平台的说法。

表5-1　涉及健康传播的各类新媒体平台简介

| 类型 | 平台 | 特点 | 运营建议 |
|---|---|---|---|
| 内容运营类 | 今日头条 | 专业的内容集散平台，依托大数据和算法进行内容分发 | 适合长篇文字内容的科普形式，个人和机构类账户认证后可得到平台流量支持 |
| | 大鱼号 | | |
| | 企鹅号 | | |
| | 微信公众平台 | | |
| 社交媒体类 | 微博 | 具有强大的流量优势，凭借用户黏性进行内容分发 | 适合短平快的内容形式，流量优势大，后发优势强，但对内容的要求很高 |
| | 快手 | | |
| | 抖音 | | |
| 健康传播APP | KEEP | 专业的健康内容平台，打造了以健身为核心的生态社区 | 内容以健身和健康生活方式为主，专业的垂直领域，需要深耕运营 |

## 一、内容运营类

### （一）今日头条

1.平台简介

今日头条是由北京字节跳动科技有限公司研发的新闻资讯类客户端，是于2012年8月推出的一款"没有小编"的内容推荐类应用。自2012年推出以来，凭借其智能的推荐算法和丰富的产品矩阵，满足了用户个性化的阅读需求，从而在新闻资讯市场迅速崛起。公开数据显示，今日头条创作者2020年全年共发布多种体裁的内容6.5亿条，发布内容总字数达1134亿，累计获赞430亿次，有1566万名新用户首次在头条发布内容，这让头条平台上的内容供给更加丰富，并且来自专业创作者的内容正受到越来越多的关注。[①]

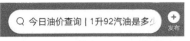

互联网时代，今日头条作为新媒体普及健康传播的新生力量，以其独特的技术优势和庞大的用户群，在互联网健康信息传播中扮演了重要角色。今日头条上的健康类账号增长快速，在 2019 年达 6.3 万个，分别是 2018 年、2015 年的 1.3 倍、15.3 倍。这 6.3 万名创作者繁荣了健康内容生态，过去一年累计生产了 394.9 万条内容，阅读量 10 万 + 的爆文近 3.2 万篇。

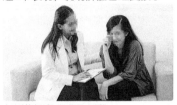

2. 账号注册

目前，头条号支持 6 种不同类型的主体注册账号，包括个人、企业、群媒体、国家机构、新闻媒体和其他组织。其他组织包括公立医院，但是不支持民营医院注册。个人类型只需提交账号头像、账号名称、账号介绍并进行作者认证即可完成注册，企业、群媒体、国家机构、新闻媒体和其他组织需提供实名认证及相关资质。

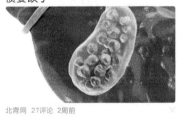

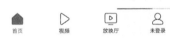

图 5-1 今日头条健康版面

今日头条的注册流程分为"注册账号"和"账号认证"两个部分。注册账号的方法比较简单，在今日头条 APP 选择手机号登录即可，未注册的新用户登录之后会自动生成账号。账号认证是指今日头条为个人及组织账号提供的"加 V"认证服务，今日头条当前支持个人"加 V"认证、组织"加 V"认证和其他认证，个人认证可在今日头条 APP 端进行，组织认证需前往头条号后台进行注册。

3. 健康医疗类头部账号介绍

为了鼓励支持健康医疗类内容运营者的发展，今日头条特地推出了头条健康板块，助力内容生产者进行内容运营。根据今日头条公开的数据，截至 2019

---

① 参见《今日头条发布 2020 年度数据报告：行家创作者崛起》，搜狐网，2020 年 12 月 31 日，https://www.sohu.com/a/441631053_100137374。

年，今日头条上有超过 4 万名健康科普领域的创作者。发布了 298 万篇内容，累计创造了 300 亿 + 阅读 / 播放量。[①] 其中，"淼哥故事会""张之瀛大夫"和"南方健康"等头部账号更是分别被评选为头条健康 2020 年度优质创作者和最具影响力机构。

某西瓜视频独家创作人和今日头条百大人气创作者（2020）其身份为心内科医生，当前在今日头条上拥有 395 万名粉丝，作品拥有 2162 万的点赞量。他主做短视频内容生产，始终坚持"专业、科学、大力辟谣"的内容原则，内容接地气又干货满满，很受头条用户欢迎。

某今日头条个人类账户的头部账号，账户运营者是北京大学深圳医院妇产科副主任医师，当前在今日头条上拥有 113 万名粉丝，发布内容拥有 612 万获赞量。和一些主做短视频的账户不一样，该账户主做医疗健康类科普文章，他的文章内容风趣幽默，内容丰富多彩，涉及心灵鸡汤、花式科普和八卦热点，这使得他的账号风格极为突出，粉丝黏性强。

"南方健康"是今日头条健康医疗类头部账号中的机构类账号，账号主体是深圳映泉健康管理咨询有限公司，通过"互联网 + 精准科普"打造科普文章和短视频的内容矩阵，当前在今日头条上拥有 154 万名粉丝，发布内容获得 238 万的点赞量。"南方健康"通过打造内容矩阵的方式为用户提供了全方位的健康内容服务，被今日头条认证为优质健康领域创作者和大众最喜欢的健康科普养生平台。

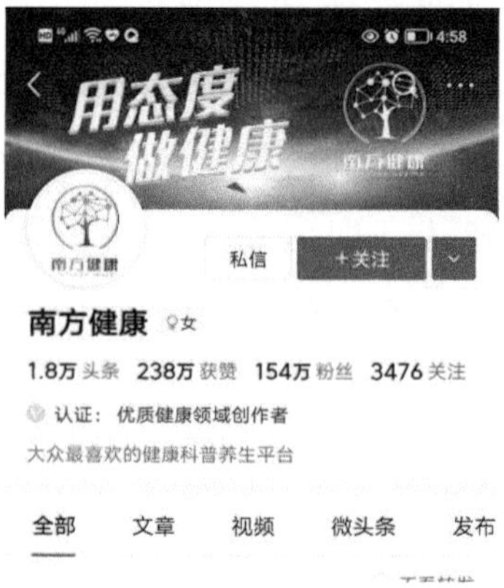

图 5-2 "南方健康"账号界面

（二）大鱼号

1. 平台简介

"大鱼号"作为阿里文娱旗下的内容创作平台，为内容创作者提供通行阿里文娱平台的账号、畅享阿里文娱生态的多点分发渠道（包括 UC、土豆、优酷等阿里文娱旗下多端平台）的机会和创作收益、原创保护、内容服务等方面的支持，为内

---

① 参见《今日头条 2019 创作者画像：健康科普创作者超过 4 万名》，人民网，2019 年 3 月 8 日，http://it.people.com.cn/n1/2019/0308/c1009-30965573.html。

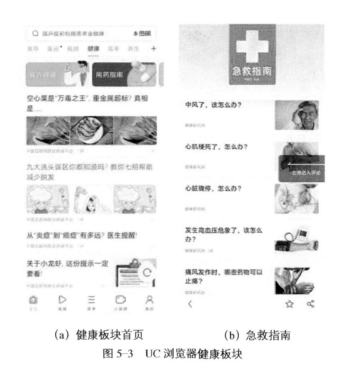

(a) 健康板块首页　　　　　(b) 急救指南

图 5-3　UC 浏览器健康板块

容生产者提供"一点接入，多点分发，多重收益"的整合服务。"大鱼号"相较于其他自媒体平台，其优势表现为大鱼号的用户即使不订阅、不关注某一大鱼账号也可以获取内容创作者发布的作品。

"大鱼号"的出现是"阿里大文娱生态"布局之下的必然举措，2017 年阿里计划在原有的大鱼计划、大鱼平台的基础上，建立起完整的大鱼体系，涵盖大鱼平台、大鱼榜单、大鱼学院、大鱼任务、大鱼计划和大鱼指数等诸多要素，目的是形成一个闭合的自媒体生态链路，为内容创作者做好"服务、赋能、规则、打通"四个层面的核心服务，打造出"阿里大文娱生态"。①

2. 账号注册

大鱼号账号注册主要包括三个步骤，分别是账号注册、资料审核和账号运营转正。用户可登录大鱼号官网"mp.dayu.com"注册账号，账号类型选择成功之后，需要根据不同的主体类型提供注册所需的证明材料。例如，个人号在名称中使用

---

① 《头部自媒体账号抢驻大鱼号　军事品类获重点支持》，中国日报网，2017 年 12 月 6 日，http://ent.chinadaily.com.cn/2017-12/06/content_35230331.htm。

特殊行业职称、或表明是 × × 行业专家，需要在辅助材料里上传合规有效的相关证明资料（相关职业证书或工作证），如在名称中使用医生、医师、药学、中医师、药剂师、整形医生等健康专业词汇，需要有合规的医生执照、健康专业资质或工作证等。

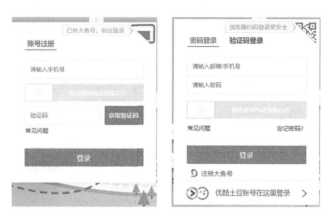

（a）手机号登录　　　　　　（b）密码登录

图 5-4　大鱼号注册登录界面

用户提交账户注册申请后，平台将会在 3 个工作日内进行资料审核，并将审核结果通过短信或者邮件告知用户。审核成功后，用户的大鱼号将会进入试运营期。账号进入试运营阶段，可正常更新作品。作品将在内容分发平台，如 UC 浏览器、UC 头条、优酷客户端、土豆客户端等同步更新。通过试运营转正为普通账号运营者，需要满足 3 个条件：保持连续 7 天发文作品的活跃度、发布作品中符合平台推荐的作品占比需 ≥ 80% 以及进行账户信息的实名认证。

此外，需要指出的是，当前大鱼号共有 5 个账户类型，分别是个人 / 自媒体、媒体、企业、政府和其他组织。不同的账户类型享有不同的权益，注册需要的证明材料也有所差别，所以用户在最开始注册的时候，需要慎重选择入驻的账号类型，一旦账号申请成功，后续就不支持变更主体类型。

（三）企鹅号

1. 平台简介

企鹅号是腾讯倾力打造的自媒体公众平台，腾讯为其提供了全网流量、用户连接、内容生产以及商业变现等众多分发渠道，并且内容生态产业以及渠道基本都是完整链条，所以企鹅号致力于聚合优质内容，其主要受众为年轻群体，用户活跃，数量很大。

　　企鹅号最大的特点就是利用大数据进行分类以及分发，力争在同质化的竞争下实行差异化策略。自 2017 年企鹅号全面战略升级后，作为腾讯内容开放平台，企鹅号成为腾讯"大内容"生态的重要入口，一键链接微信、QQ、腾讯新闻和 QQ 浏览器等重要平台，实现内容制作的全矩阵覆盖，助力合作伙伴实现内容的最大化触达。①

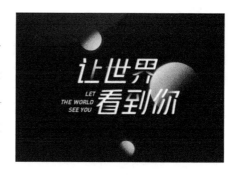

图 5-5　企鹅号首页

　　2. 账号注册

　　企鹅号的注册流程分为账号注册和账号审核两个部分。用户可在企鹅号 PC 端和移动端进行注册。在 PC 端登录腾讯内容开放平台后台（网址为"om.qq.com"），手机端需要下载企鹅号 APP。注册成功之后，根据选择的账户类型提交不同的认证材料。

　　企鹅号当前支持 5 种不同类型的主体注册账号，分别是个人、媒体、企业、政府和其他组织，每一种主体类型对应的准备材料有所不同。其他组织包括公立医院，但是不支持民营医院注册。从事经济、教育、医疗卫生、司法领域等社会

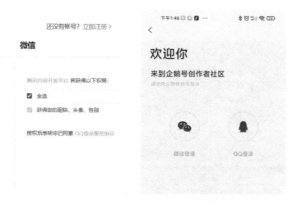

（a）注册界面　　　（b）登录界面

图 5-6　企鹅号注册登录界面

---

　　①　参见贾宏宝、杨博：《国内自媒体平台运营模式研究——以企鹅自媒体平台（企鹅号）为例》，《数字传媒研究》2018 年第 8 期。

公信力强的行业或职业，首次注册企鹅号时，需在更多资质上传入口提供相关职业资格证明，如执业医师证、学生证、毕业证、工作证等，否则将不予通过。

填写完企鹅号所需的全部资料后，界面会提示账号的资质审核提交成功，平台将在1—3个工作日内进行审核。资质审核被驳回后，会通过站内信通知驳回原因，了解原因后可在我的主页 > 账号管理 > 账号详情 > 主体资料处重新提交审核。账号审核成功，即可通过企鹅号的PC端和移动端进行内容创作和生态运营。

（四）微信公众平台

1. 平台简介

微信公众平台的前身是微信公众号。腾讯于2012年正式推出微信公众号，面向个人、企业、媒体和政府等单位，为其提供一对多的多媒体信息服务。当时微信已有超过4亿的个体用户，稳坐当时即时通讯社交软件的头把交椅，庞大的用户体量为微信公众号带来了显著的流量优势。在微博坐拥名人大V的当下，腾讯转变经营思路，将通讯软件作为面向用户的内容平台，创建了微信公众号，并得到了迅速发展。截至2019年，微信公众号已汇聚超过2000万的公众账号。①

当前，微信公众平台已成为集服务号、订阅号、小程序和企业微信为一体的服务平台。服务号旨在为企业提供业务支持和用户管理服务，偏向于交互服务，内置栏目可嵌入企业特色功能；订阅号为个人或组织机构提供定制化的信息推送服务，

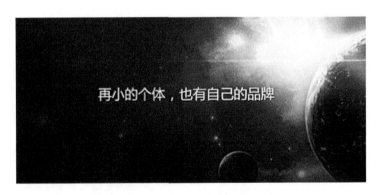

图5-7 微信公众平台首页

① 《中国信通院联合腾讯发布〈2019—2020微信就业影响力报告〉》，中国信通院，2020年5月14日，https://mp.weixin.qq.com/s/encXE8vEnsvm1uxyMzG29Q。

类似于报纸杂志，是一种一对多的大众传播方式；小程序提供一系列工具帮助开发者进行接入开发，功能强大，是一种不用下载就能使用的"轻型应用"；企业微信的原身是企业号，是一款帮助企业进行工作沟通和办公管理的工具。

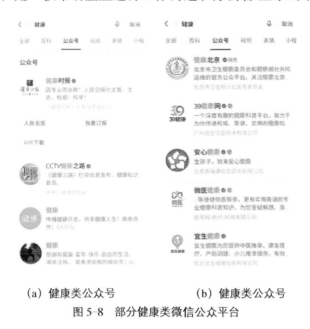

(a) 健康类公众号　　　　　(b) 健康类公众号

图5-8　部分健康类微信公众平台

**2. 账号注册**

微信公众平台当前的账号注册流程主要包括两个层面的内容，分别是注册主体账号和进行账号激活认证。在电脑登入微信公众平台即可注册账号，网址是"mp. weixin.qq.com"。微信公众平台当前支持个体户、企业、媒体、政府、其他组织和个人等类型开设账号。不同的账号主体需要提交不同的资料，具体如下：

此外，当前微信公众平台共提供了4种类型的账号，分别是订阅号、服务号、小程序和企业微信，用户可根据不同的需求注册不同的类型，具体如下：

完成账号注册之后，进入账户验证阶段。微信公众平台当前支持3种主体验证方式，分别是法定代表人验证、支付验证和微信认证。企业/个体户类型可选择法定代表人验证方式注册；选择支付验证方式需使用注册填写的对公账号向腾讯指定账户进行指定金额打款，打款验证成功即注册成功；选择微信认证方式需要填写认证资料，支付300元审核费用，认证成功后公众号即为认证加"V"的公众账号。2014年8月25日之后注册的个人类型的公众号已不支持申请微信认证。

| 注册选择类型 | 组织机构类型 |
|---|---|
| 企业类型 | 个人独资企业、企业法人、企业非法人、非公司制企业法人、全民所有制、农民专业合作社、企业分支机构、合伙企业、其他企业个体户，个体工商户、个体经营 |
| 媒体类型 | 事业单位媒体、其他媒体、电视广播、报刊、杂志、网络媒体等 |
| 其他组织 | 免费类型（基金会，政府机构驻华代表处） |
| | 社会团体（社会团体法人、社会团体分支、代表机构、其他社会团体、群众团体） |
| | 民办非企业，学校，医院等 |
| | 其他组织（宗教活动场所、农村村民委员会、城市居民委员会、自定义区、其他未列明的组织机构） |
| 政府单位 | 事业单位（事业单位法人、事业单位分支、派出机构、部队医院、其他事业单位） |
| | 政府机关(国家行政机关法人、国家权力机关法人、民主党派、政协组织、人民解放军、武警部队、其他机关) |

图 5-9　微信公众平台账户主体类型

资料来源：https://kf.qq.com/faq/120911VrYVrA141119MfeYjy.html。

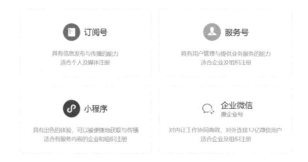

图 5-10　微信公众平台账号类型

资料来源：mp.weixin.qq.com。

账号激活成功后即可运营使用。

3. 健康医疗类头部账号

微信公众平台是健康医疗类自媒体集聚的平台之一，微信公众平台的内容呈现形式以文字为主，当前在微信公众平台进行健康医疗内容科普的账号主体丰富多元，既包括医生个人，也包括医院和医疗机构。"四川大学华西医院""丁香园"和"恩哥聊健康"是当前微信公众平台健康医疗类头部账号，这 3 家账户风格迥异，但粉丝黏性极强，文章打开率和传播率都非常高，是值得学习和分析的参考案例。

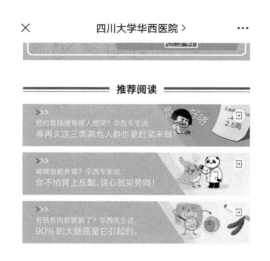
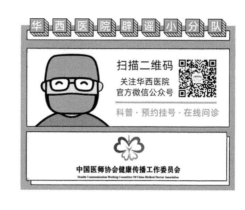

图 5-11　"四川大学华西医院"微信推文

"四川大学华西医院"是微信公众平台上健康医疗医院类账户的顶流，粉丝黏性极强，文章阅读量一般在 10W+ 以上。华西医院的运营方式非常独特，采用人格化的方式进行医疗科普，推出的拟人化的头像、产品化的科普书籍和医院文化产品项目都大受好评。除此之外，立足四川的华西医院坚持使用四川方言，这是因为其95%的粉丝都是四川人，使用乡音更能够让粉丝感到亲切。

"丁香园"是微信公众平台上健康医疗机构类账号的头部账号，账号主体是医学网站丁香园，专注于提供医学健康内容，文章的平均阅读量在 10W+ 以上。"丁香园"的特点在于文章风格轻松活泼，能够将严肃专业的医学健康科普文章变成趣味的小知识，引人入胜，就像是一个朋友在自己的身边讲故事一样，亲切、接地气。除此外，"丁香园"还通过追热点的形式科普医学知识，追热点的同时让自己成为热点，并体现出专业的态度。

某微信公众平台上健康医疗个人类账号的头部账号，账号运营者是上海市红房子医院主任医师，关注女性保健健康，内容多为妇产科领域的垂直医学知识。其特点在于垂直化特征明显，结合医生本身的专业特长，只专注做女性健康的内容，粉丝主体大多为女性。除此外，该账号的内容首图多为漫画形式，漫画的风格轻松好读，一定程度上消解了医疗健康内容的专业性，更受粉丝欢迎。

## 二、社交软件类

### （一）微博

#### 1. 平台简介

微博是新浪旗下提供简短实时信息的交流工具，分为 PC 端和移动端。作为一款社交工具，微博继承了线下的真实关系，既是熟人间的生活分享平台，同时微博也存在着广泛的陌生人关系，成为培育网络红人、连接明星粉丝的最佳土壤。2009年新浪推出的微博打破了门户网站的准入门槛，将网络接入权限扩大至用户个体，赋予用户发声的话语权，开启了全新的网络连接方式。

微博有着庞大的日活跃用户数量，在流量为王的时代，打破了大众传播一对多的传播形式，依托用户的网络链接做到了裂变式传播。也因此，越来越多的科普类媒体在微博开辟阵地，通过专业有趣的知识分享，吸引了粉丝的关注，形成了科普

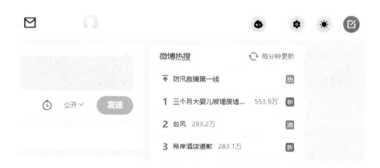

图 5-12　微博首页

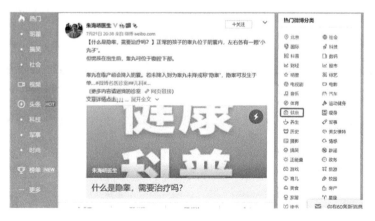

图 5-13　微博健康版面

知识的聚合集群。从这个角度来说，微博已不仅仅是单纯的社交工具，而成为内容运营、分享、传播的重要平台。

2.账号注册

微博的账号注册流程分为两个部分，分别是注册账号和开启微博认证。当前微博的注册方式分为个人注册和官方注册两种。官方认证类型包括政府、企业、媒体、网站、应用、机构、公益和校园组织等。以企业注册账号为例。用户需要登录微博注册官网，网址为"e.weibo.com"，在注册界面上选择"官方注册"类型，填写邮箱设置密码，完善官方注册微博名和所在地，便可以立即注册官方微博号。

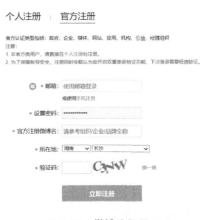

图 5-14　微博注册界面

账号注册成功后，需要进行微博认证。微博认证体系包括个人申请认证和机构认证。个人身份认证需要提供相关职业证明，如医师执业资格等。机构团体认证包括公立医院，但是不支持民营医院认证。

3.健康医疗类头部账号

微博当前的内容呈现形式非常多元，既包括传统的"短""平"的文章，也包括头条等深度长文章，在短视频的时代加入了视频的呈现形式。多元的内容呈现方式加上微博庞大的用户体量，使得微博成为健康传播的主战场。"六层楼先生""北京协和医院""薄荷健康官方微博"是当前微博上健康医疗类的头部账号，这三家账号在各自的领域都有着非常出色的成绩，微博互动程度高、传播内容广、影响力强。

某微博 2019 十大影响力健康医疗大 V，当前在微博拥有 251 万粉丝，内容共有 2999.9 万的转评赞量。其主打女性健康的科普内容，既包括科普文章，也涉及科普短视频，风格风趣幽默，内容专业又接地气。该微博每次的科普视频多为回应读者的提问，这种方式既解决了粉丝的困惑，同时也大大增强了与粉丝的互动，有助于增强粉丝黏性。

"北京协和医院"是北京协和医院的官方微博，当前在微博上拥有 115.1 万名粉丝，发布的内容共有 51 万的转评赞量。"北京协和医院"当前发布的内容包括微博、视频和文章 3 种形式，内容主要涉及协和医院的会议事件、新闻和节假日安排等。比起其他机构类的账号，"北京协和医院"的内容偏严肃，这和医院的气质十分契合，在一众主打欢脱类型的医院账号中脱颖而出。

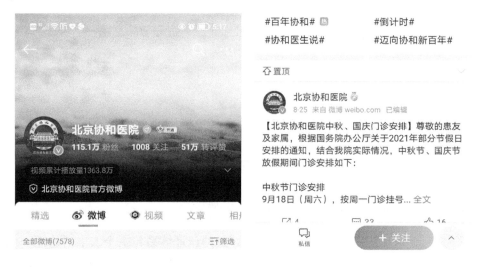

图 5-15 "北京协和医院"微博截图

"薄荷健康官方微博"是上海薄荷健康科技股份有限公司的官方微博，当前在微博上拥有 196.9 万名粉丝，发布内容共有 259.3 万的转评赞量。"薄荷健康"专注于饮食健康内容的科普，旨在通过膳食调节的方式达成让人们更健康的使命。"薄荷健康"的账号风格非常活泼，主打年轻化，视频中的出场人物会戴上特制的卡通头像，使得画面更富有活力，同时通过打造 IP 的方式增加品牌辨识度和粉丝忠诚度。

（二）快手

1. 平台简介

快手是一款记录生活日常的短视频软件。它的前身是诞生于 2013 年的"GIF 快手"，是一款制作 GIF 动图的图片软件。2012 年快手转型成为一款短视频软件，时至今日，快手已经在短视频领域占据了半壁江山，根据快手发布的 2021 第一季度财报，快手中国应用程序及小程序的平均日活跃用户达到 3.79 亿，每位日活跃用户日均使用时长提升至 99.3 分钟。[①]

短视频具有碎片化、短平快和交互性强的传播特点，这有助于科普创作者将科学知识加以转化，用通俗易懂的方式传播给受众，扩宽了科普内容的传播形式。在快手的内容生态中，泛知识已经成为非常重要的组成部分，多元化的内容和模式让用户在轻松好玩的氛围中习得知识，创作者和受众一体的格局打通了知识生产和知识消费的壁垒，快手成为科普内容传播的重要阵地。例如，"快手新知播"直播活动，在三个月的时间推出了上万场知识直播，让专业权威的知识科普变得生动、活泼和接地气。[②]

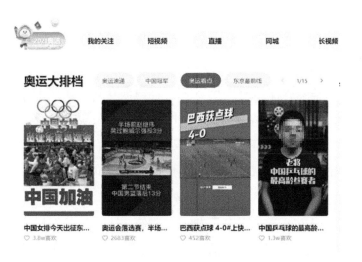

图 5-16　快手网页版首页

---

① 参见《快手发布 2021 年第一季度财报，多个数据实现增长》，亿欧网，2021 年 5 月 24 日，https://baijiahao.baidu.com/s?id=1700641377831134781&wfr=spider&for=pc。

② 《快手推出"快手新知播"IP 百位大咖直播间里"唠"新知》，中国新闻网，2021 年 7 月 13 日，https://www.chinanews.com.cn/business/2021/07-13/9518875.shtml。

通俗易懂、简单有趣的短视频传播使快手成为新媒体健康传播的重要阵地，拥有一批具有影响力的健康领域创作者，深受广大用户的喜爱。

2. 账号注册

快手当前的账号注册流程分为 2 个部分，分别是账号注册和用户认证。用户可在快手 APP 注册账号。在快手的登录界面中没有注册按钮，根据快手的用户协议，未注册的账号登录后将会自动注册新的账号，用户可以选择手机号、微信、QQ、微博或邮箱登录的方式进行注册。

账号注册成功之后，用户可以在 APP 上进行快手用户认证。在"快手用户认证界面"可根据账号类型选择不同的门类进行认证。快手用户认证分个人认证、企业认证和机构认证。机构认证包括公立医院，但是不支持民营医院认证。

3. 健康医疗类头部账号

随着短视频的快速发展，快手也在健康医疗科普领域发力，截至 2021 年 5 月底，已有超过 550 家医疗及卫健机构、超过 5200 名职业医师及医疗行业从业者入驻快手，健康医疗类内容超过 560 万条。[①] 当前，快手平台上的健康医疗类头部账号主要有"刘加勇医生"和"云南省第一人民医院宣传科"等，以短视频的形式呈现健康医疗内容成为当今的热点，这两家账号都做得非常成功，粉丝受众基础好，内容传播度广，有许多地方值得参考和借鉴。

某快手平台健康医疗内容的网红大 V，当前在快手上拥有 1476.4 万名粉丝，擅长外科瘢痕防治相关疾病。其特点在于科普内容丰富多元，不局限在瘢痕领域。同时，他的短视频内容短小精悍，不啰唆不废话，开门见山，直接点出要点。这种特点的优势非常明显，能够在最短的时间内抓住粉丝的注意力，并通过标题吸引用户点开视频。

"云南省第一人民医院宣传科"是云南省第一人民医院在快手平台上的官方账号，当前拥有 125.6 万的粉丝数量。作为医院的官方宣传机构，云南第一人民医院借助医院内部丰富的医疗资源，每期选取一个主题，并邀请医院内部的医生和护士进行科普宣讲，干货满满，但又十分地接地气，充分地做到了硬核和活泼的

---

① 《2021 中国医师节，快手在科普传播与多元互动中致敬医务工作者》，中华网，2021 年 8 月 20 日，https://hea.china.com/article/20210820/082021_856484.html。

结合。

（三）抖音

1. 平台简介

抖音是今日头条于 2016 年推出的音乐创意短视频社交软件。回顾抖音的发展历程，2016 年上线，2017 年同北美音乐短视频社交平台 Musical.ly 合并，2018 年抖音海外版 TikTok 发展得如火如荼，2020 年和火山小视频进行品牌整合升级，2021 年，抖音日活跃用户数量平均超 6 亿，持续高增长发展了 4 年，抖音的目标是向国民级社交软件进军。

在短视频科普领域，抖音也一直走在行业前列。字节跳动平台责任研究中心、抖音联合国内权威机构在 2019 年推出了短视频全民科普行动"DOU 知计划"，利用短视频构建的全新的学习场景，把抖音当成助推知识创作和知识学习的有效路径的基石，变革了传统的知识创作与传播的方式。来自抖音的诸多大 V，用轻松活泼的形式解构了权威严谨的科学知识，为用户提供了包揽天文地理和文史经哲的知识，助力短视频科普发展。[①]

近年来，以抖音为代表的短视频用户迅猛增长，其诉诸视听声画于一体的传播模式更新了现代人接收信息与社交的方式，同时也为健康传播提供了新的平台，许多健康传播领域的创作者都在抖音平台上发布了具有影响力的健康领域作品，拥有庞大的粉丝量。以主打健康科普的抖音达人"仙鹤大叔张文鹤"为例，截至 2021 年 7 月 29 日，拥有粉丝量高达 2116.87 万，其账户近 30 天新增获赞数 188.1 万，传播力超过 99.4% 的账号。

2. 账号注册

和快手类似，抖音的注册流程分为用户注册和用户认证两个部分。用户下载抖音 APP 后，在首页界面点击"我的"即可进入登录页面。抖音可支持手机号、今日头条、QQ、微信和微博登录的方式。

账号注册成功后，用户需要进行账户认证。抖音当前支持个人认证、企业与机构认证和音乐人入驻。机构认证包括公立医院，但是不支持民营医院认证。

---

① 参见《聚焦知识科普 DOU 知计划"抖音看世界"专题直播上线》，新华网，2020 年 4 月 7 日，http://www.xinhuanet.com/tech/2020-04/07/c_1125823127.htm。

个人认证分为兴趣认证和职业认证。职业认证需要具有行业资质、社会职业身份的从业人员申请，如医疗健康领域的职业认证需满足身份是公立三甲医院在职的（副）院长、科室（副）主任、主治医师以上专家，需提交近一个月内的"国家卫健委信息查询截图"、医师资格证、医生执业证书、科室证明和职称证明等材料。

3. 健康医疗类头部账号

在当前的短视频市场上，抖音庞大的用户体量也为健康科普提供了十足的发展空间。当前，抖音平台上的健康医疗类头部账号主要为"中南大学湘雅医院"等。某抖音个人类账号的顶流，是当前抖音平台上唯一一个粉丝量破 2000 万的医疗健康类账号，"中南大学湘雅医院"则是机构类医疗健康媒体的突出典范，这两家账号的运营特点值得参考和学习。

前者的运营主体是北京 301 医院小儿皮肤科副主任医师，当前在抖音平台上拥有 2089.6 万粉丝，是名副其实的网红医生。其特点在于从来不穿白大褂，他脱下象征医生形象的白大褂，既为自己树立了形象区别，同时也能够满足用户更加深层的感情需求。同时，他的视频内容非常注重寓教于乐，将 15 秒的碎片化短视频精品化，通过故事的起承转合引起用户的兴趣。

"中南大学湘雅医院"是抖音平台上当前入驻的医院类机构中粉丝最多的头部账号之一，当前在抖音拥有 94.4 万的粉丝量。中南大学湘雅医院既是健康医疗内容的科普平台，同时也是湘雅医院的官方宣传平台，因而内容既包括短视频科普，也涉及湘雅医院的相关新闻。湘雅医院非常注重内容的故事性，通过短视频呈现故事中最动人的一面。同时，在湘雅医院的科普视频中，出镜的医生比较固定，这种形式也有利于将品牌形象固定化，增加账户的辨识度。

# 三、健康传播 APP

## （一）KEEP

### 1. 平台简介

健康传播 APP，是指利用移动互联媒介技术，以智能终端为平台，开发设计出的旨在面向特定受众（用户）传播健康知识和信息，帮助用户加强自身健康管理，养成健康生活方式，提高健康水平的应用类软件。健康传播 APP 可以分为健康方式养成、健康数据管理、健康信息咨询、健康个人医生、为医学专业用户服务五类。[①] 这些 APP 在健康传播中发挥着积极作用：用户获取健康资讯更加方便、快捷；为用户在健康自主管理方面提供方便；医患之间的信息不对称在一定程度上得到缓解。[②]

健康传播 APP 通过清晰的板块设置，传递丰富的健康信息；健康信息的呈现形式多样，满足不同用户的需求；针对用户需求，提供个性化的健康信息；开展商品兑换服务，增强用户黏性；打造健康圈子，吸引用户广泛参与，取得了良好的传播效果。[③]

KEEP 是一款致力于为健身爱好者提供优质的线上健身指导课程、帮助其实现健身目标，同时配备商城、社区、个人健身记录和饮食指导等功能模块以及智能健身装备和线下运动项目体验的移动健身应用。[④] 此外，KEEP 还邀请了健康达人和运动健康意见领袖入驻，打造以专业健身内容和积极生活态度为核心的生态社区，"以周六野 Zoey""Jessie"等为代表的健身达人吸引了大量的用户关注，成为健康内容分享的又一社交集群——用户可以在首页的社区中发布动态，健身专业人士也会发布与 APP 内容相关的专业教程和推广信息。据 KEEP 发布的《2020KEEP 大数据盘点》，超 2 亿的用户在 KEEP 上进行运动锻炼，全年累积跑步距离超过 11 亿公里，共计燃烧 1913 亿卡路里，成为当前最受年轻人最喜爱的运动健康类 APP 之一。

2.账号注册

KEEP 的账号注册流程分为用户注册和用户认证两个部分。打开 KEEP 软件，新用户可以选择手机号码、微信、QQ、微博、邮箱和 facebook 等方式登录账号，未注册过的账号在登录后将会自主生成新的账户。

完成账户注册后，需要进行身份认证，KEEP 当前支持个人身份认证和机构认

---

① 参见赵冬杰：《移动互联时代我国健康传播 App 的现状与趋势研究》，河南大学博士学位论文，2014 年，第 23 页。

② 汪纯：《医疗健康类 App 的发展现状及其在健康传播中的作用》，《新闻世界》2015 年第 5 期。

③ 杜鑫：《健康传播视角下的医疗类 App 研究——以"平安好医生"为例》，《新媒体研究》2016 年第 20 期。

④ 芦雯：《用户体验视角下薄荷健康 APP 对用户健身减肥行为的影响》，《新闻研究导刊》2020 年第 11 期。

证。个人身份认证需要提交身份证明以及满足相关职业要求的资质证书材料。如营养领域的注册需要国内注册营养师证明。机构认证需要填写的信息包括机构名称、社会信用代码、行业类型、所在地、运营者姓名、运营者身份证号和运营者手机号。

3. 健康医疗类头部账号

KEEP 作为一款健身教学 APP，社区的内容大多与健身知识有关，包括科普知识、健身餐、生活方式等，其中的账户大多偏向"健康"而非"医疗"，内容也偏向健身知识的讲解。众多健身达人在 KEEP 上形成了专注健身和健康生活的集群，粉丝数量众多，是当前 KEEP 平台上健康医疗类的头部账号。

某个人账户在 KEEP 上拥有 450.4 万名粉丝，内容共有 101.1 万的获赞量，共有 148 万月跟练人次，既是 KEEP 平台上经过官方认证的知名运动健身博主，也是 KEEP 平台上健康医疗类内容的顶流大 V。其特点在于内容专业化程度高，围绕健康运动、瘦身减脂、塑形提升等话题进行专业的内容分享，同时提供的都是可供执行的建议，能够实实在在地帮助到迫切需要健身减肥等内容的用户。此外，博主本人的气质非常温和，还会常常分享个人的恋爱和成长故事，分享自己的生活日常和人生感悟，这使得她大大拉近了和粉丝之间的距离，粉丝黏性因此得到大幅度的提升。

# 第二节　内容编辑理念与业务概述

## 一、编辑的基本思路

在互联网时代做内容生产和运营，不能单纯地从技术的维度来考虑问题，我们需要运用互联网思维，对整个商业价值链和生态格局进行重新审视和思考，将万物互联的逻辑价值置入商业理念。[1] 具体而言，我们需要具备用户思维、产品思维和简约思维等思维能力。

---

① 陈雪频：《定义互联网思维》，《上海国资》2014 年第 2 期。

案例

　　创刊于 2008 年的《E 药经理人》是医疗领域的专业期刊,主要读者为医生、医学老师和医药行业从业者等医疗领域相关人员。旗下微信公众号"E 药经理人"聚焦了资深医药条线传媒人士,组建了优秀的内容团队,主题包罗万千,涉及医疗行业政策解读、医药公司商业资讯、公共卫生热点事件跟进等,文章内容翔实,带给用户观点上的启发和碰撞。"E 药经理人"微信公众号运用互联网思维进行医疗传播,是当前医疗媒体领域名列前茅的自媒体大 V。

（一）用户思维

　　在大众传播时代,传者和受众的地位是不平等的,传者是主动传播信息的一方,受众位于较为被动的处境,处在信息传播链条中的触达方的位置,自主性和主动性都不强。但是传播技术和信息科技的发展,打破了传播信息的垄断权和生产门槛,受众个人也可以参与到传播体系中进行信息的生产和消费,这一具有颠覆性的变革使得受众不再单纯是"受众",而是成为具有主动权的"用户"。

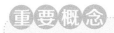

　　所谓用户思维,是指在内容生产的整个环节中都要从用户的角度出发考虑问题,以用户为中心,考虑用户的需求,以提高和完善用户的体验感受为目的进行内容生产。

（二）产品思维

　　在互联网时代,内容已经不再局限于个人表达的范畴,成为商业社会的生产要素。知识等虚拟的内容体系,正在进入知识经济、互联网经济的网络中,成为注意力经济的重要构成要素。从这个角度而言,进行内容创作是在整个内容生产体系中进行的,它关系到内容的分销和消费,因而,产品思维也成为内容生产者必须掌握的基本能力。

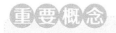

　　产品思维要求内容生产者转换自己的身份，将自身定位为一个产品运营者，从产品生产与经营的全局角度思考问题，不再单纯将内容生产视作简单的文字创作。从产品的角度来看，产品的市场定位、生产周期、质量监控和需求反馈等都是产品运营者必须事先考虑好的问题。

（三）简约思维

　　在一个"眼球经济"时代，注意力是稀缺的。在大众传播时代，以销售额、收视率、收听率等数据衡量内容的欢迎程度。到了互联网时代，内容不再是稀缺的产品。随着互联网内容生产准入权的扩大，每个用户既是内容的消费者，同时也是内容的生产者，这导致互联网的内容呈现指数级增长的趋势。

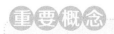

　　简约思维是指根据用户注意力稀缺的规则，传播所呈现的内容要简约好读，避免繁冗的知识输出，避免用户耐心的消耗，尽量在最短的时间内抓住用户的注意力。

## 二、选题策划

　　在互联网的内容策划流程中，选题确定是尤为关键的一环。当下，日更已经成为常见的推送频次，在日更的模式下，有着一套完整的选题策划体系，才能够应对高频率的内容生产节奏。

　　选题的内容方向和生产机构的市场定位、机构属性息息相关。医疗健康类的内容生产，框定了它的选题范围在医疗健康的领域内，而在浩如烟海的专业领域确定细分选题，并不能单纯依经验或者灵感而定，根据方向确定选题是更为有效的方法。

　　首先是根据品牌定位确定选题。在健康医疗领域，细分方向包括医学知识分享、急救预防科普、医学热点追踪、专业知识探讨等，从医疗保障体系到医药用品介绍，都是可以落脚的选题。因此，选题的第一要义是符合自身定位，从自身品牌的角度出发，既能保证选题的独特性，又能够反哺品牌，打造品牌的聚和影响力。

其次是根据热点事件确定选题。医疗健康知识既是人们在日常生活中可以进行了解和掌握的内容，也是医疗健康热点事件发生时人们迫切关注的信息。根据热点事件确定选题，不仅能够依托热点事件自带的曝光度达成用户引流，而且能够满足热点事件下切中公众痛点的信息缺口需求，最关键的是在发生医疗健康公共事件时，提供的专业医疗知识能够缓解公众的恐慌和焦虑。

最后是根据用户需求确定选题。进行医疗健康知识的内容创造，必须贴近用户生活，围绕广大受众关心的医疗健康话题进行选题策划。选题应该关乎大家的日常生活，切中人们的实际需求，必须充分了解读者需求，用心策划选题才能引起共鸣。


## 三、内容编辑业务

### （一）内容写作

确定选题之后，就进入了内容创作的阶段。流量和运营只是推出内容的前奏，如果没有优质的内容进行持续发力，再多的流量也只是昙花一现，无法形成持久的用户吸引力。在一个信息泛滥的时代，用户不缺乏内容，而是缺乏优质的内容。优质的内容，可以分解为具有吸引力的标题导语、独具特色的遣词造句和精巧的文章结构。①

#### 1. 标题导语

"标题是新媒体产品的'入场券'"。②在新媒体时代，健康传播的标题尤为关键，只有将吸引人的元素置于标题中，才能获得受众的更多关注。与传统媒体相比，新媒体文章的标题和导语都应尽量口语化，以满足大众获取信息的习惯。做到科学性与可读性的统一。

---

① 《用运营思维，做医疗健康类文章科普》，人人都是产品经理网，2021年12月19日，http://www.woshipm.com/copy/3780356.html。

② 陈玲：《新媒体爆款产品标题的主要类型与风格特征》，《传媒》2022年第4期。

以下几种策略可供学习和借鉴：第一，制作"口语化标题"①。即使用口语化的表达方式代替书面语，让标题内容通俗易懂、深入浅出，增强内容的亲和力。第二，制造悬念。即采用疑问句的方式，"把受众最想知道的利益点、知识点凸显在标题中"②，而解答疑问的关键信息则放在正文当中。第三，巧用数字。用数字信息代替大量的文字表述，吸引受众注意力，降低理解难度。第四，巧蹭热度。标题和导语的内容与近期热点事件关联起来，借助事件本身的社会关注度，让健康内容得到更广泛的传播。除此之外，还需要警惕过分夸张、扭曲事实、断章取义的表达，以免传递错误信息误导受众。导语部分可采取"SCQA"结构，即向受众说明背景（situation）、冲突（complication）、使读者提出文章将要回答（answer）的疑问（question）。③

2. 遣词造句

新媒体健康传播的语言应在保持专业严谨、无逻辑漏洞的基础上尽量生活化。许多健康医疗知识都来自自然科学领域，对于普通受众来说，一些专业词汇和科学原理难以理解。健康传播工作者应努力将这些艰深的知识以生动形象的语言表达出来。例如，运用比喻和类比的方式说明现象背后的机制原理，尽量使用短句而不是长句子。

3. 文章结构

相比传统媒体，新媒体文章具有"节奏更加紧凑、篇幅更加简洁、体裁更加灵活"④的特点。这表现为使文本做到短平快，且逻辑清晰。健康传播工作者可根据文章内容的不同，采用"并列式""总分式""对照式""递进式"等方法来搭建文章的结构。"并列式"指的是文章各部分内容是并列关系，没有主次之分，适合平铺直叙、全面地介绍专业知识。"总分式"是演绎的逻辑，即先概括要点，然后再分类阐释，便于受众直观地了解文章的核心观点。"对照式"，即将两方面内容进行

---

① 宋琼芳：《健康传播如何制作口语化标题》，《健康教育与健康促进》2015 年第 6 期。

② 刘婷：《健康类微信公众号文章标题的制作规律——基于"生命时报""丁香医生"等公众号的分析》，《青年记者》2018 年第 5 期。

③ [美] 芭芭拉·明托：《金字塔原理——思考、表达和解决问题的逻辑》，汪洱、高愉译，南海出版公司 2013 年版。

④ 蒲红果：《新媒体时代文章结构新路数》，《新闻与写作》2016 年第 10 期。

对比，在辨析中提出作者支持的观点。"递进式"则是步步深入，让受众充分理解文章所阐述的观点或事物的重要性。

（二）编辑排版

编辑排版影响着文章内容的可读性，好的编辑排版兼顾到内容的性质，能够起到画龙点睛的作用。随着文字的传播载体发生变化，人们的阅读习惯也在发生改变，移动互联网和智能终端设备的发展使得移动终端的接入成为普遍的现象，编辑排版也必须适用移动设备的呈现形式，具体来说，配图、字体和文章长度等都有着具体的排版要求。

不同平台的具体编辑方针会有所区别，以下提供的是普适性的编辑策略。本章的第四节和第五节会分别介绍视频、音频平台的录制、剪辑与发布步骤，以及 H5 的制作流程。

1.配图

配图能够让文章鲜活起来，减少大量文字阅读带来的视觉疲惫感。配图的选择要注意像素、水印和尺寸等因素，注意版权问题，系列配图做到图片宽度一致，整体风格统一。

2.排版

不同的平台有着不同的发布要求，总的来说，手机屏幕阅读注重交互和视觉体验，文章总体要多分段，尽量控制每段文字不要超过半屏；上下段落间注意空行，避免文字密集造成视觉压迫；注意两端缩进，给文章边缘留白；关键字和重要内容进行加粗显示，字体颜色不要超过三种等。

（三）审核发布

完成健康医疗内容的编辑排版之后，就进入到审核发布的环节。健康医疗内容具有高度的专业性，因而在发布之前必须先内部审核，从科学性、普适性、客观性和安全性等层面把控健康医疗科普。发布的内容要确保内容的真实性和科学性，不涉及虚假内容和谣言，健康医疗科普旨在帮助大家走出健康知识的误区，一定不能传播错误的知识带领大家走入误区。

平台发布也有些需要注意的细节。首先是发布时间。如今是碎片化阅读的时代，可以利用碎片化阅读的高峰时间段，增加文章的曝光率和点击率，如上午（7—9点），中午（12—14点），晚上（18—20点）以及深夜（22点之后）的黄金时段。其次是发布之前进行预览。校对工作需要认真细致地开展，确保文章没有出现错别字、病句，没有错漏之处，图片格式正确、尺寸清晰，未出现横纵压缩的情况等。

## 第三节　图片、音频、视频内容的摄制与发布

### 一、图片使用的基本要求

（一）符合媒体定位

在新媒体平台，健康类图片的使用需要符合媒体定位，娱乐性质的健康类图片例如插画、漫画等在自媒体账号上能够得到较好的呈现，但不一定适合严肃且权威的官方账号，不恰当的图片使用也会对媒体自身造成影响。因此在新媒体平台使用健康类图片首先需要考虑该图片是否符合媒体定位及账号风格。

（二）谨防侵权

新媒体健康传播的图片一般来说有三种获取的方式：一是由传播主体自行拍摄，传播主体享有版权；二是传播主体向图片著作权人直接购买版权；三是通过图片版权代理公司购买图片。

近年来，由于移动互联网和各类新兴业态的产生，图片版权侵权问题频发。作为新媒体的编辑人员，应增强版权保护意识。

第一，谨防侵犯图片作者的人身权，包括发表权、署名权、修改权、保护作品完整权等。发表权即决定作品是否公之于众的权利，署名权即表明作者身份，在作品上署名的权利，修改权即修改或者授权他人修改作品的权利，保护作品完整权即保护作品不受歪曲、篡改的权利。[1] 总之，"使用图片必须取得图片著作权人的授权并按授权条件使用"[2]。

第二，在与图片版权代理公司签订合同时，应注意确认该公司是否获得了著作权人的授权，以及明确图片使用范围、次数等问题。

---

[1]　参见《中华人民共和国著作权法》，中国政府网，2021 年 10 月 29 日，http://www.gov.cn/guoqing/2021-10/29/content_5647633.htm。

[2]　王绚、刘益：《应重视编辑工作中图片的版权问题》，《科技与出版》2011 年第 12 期。

总之，要尽量避免在网络上随意下载版权归属不明的图片，或采用翻拍、扫描的方式使用著作权人发表在正式出版物上的照片。①

第三，谨防侵犯图片中人物的名誉权、肖像权和隐私权。

《中华人民共和国民法典》第一千零二十四条规定，民事主体享有名誉权。任何组织或者个人不得以侮辱、诽谤等方式侵害他人的名誉权。名誉是对民事主体的品德、声望、才能、信用等的社会评价。

肖像是通过影像、雕塑、绘画等方式在一定载体上所反映的特定自然人可以被识别的外部形象。《中华人民共和国民法典》第一千零一十八条规定，自然人享有肖像权，有权依法制作、使用、公开或者许可他人使用自己的肖像。第一千零一十九条规定，未经肖像权人同意，不得制作、使用、公开肖像权人的肖像，但是法律另有规定的除外。第一百一十条规定，自然人享有生命权、身体权、健康权、姓名权、肖像权、名誉权、荣誉权、隐私权、婚姻自主权等权利。在健康医疗类内容中使用图片要注意是否会侵犯他人的名誉权与肖像权。如：在美容整形的广告中未经他人同意，随意使用他人照片，有可能会使人产生其是否进行过整形的疑问，进而降低其社会评价，因此属于侵犯他人的名誉权和肖像权的行为。

《中华人民共和国民法典》第一千二百二十六条规定，医疗机构及其医务人员应当对患者的隐私和个人信息保密。泄露患者的隐私和个人信息，或者未经患者同意公开其病历资料的，应当承担侵权责任。因此，在医疗活动和健康图片的拍摄、传播过程中，应警惕泄露患者的隐私和个人信息。未经患者同意公开其病历资料的，应当承担侵权责任。

## 二、图片拍摄与处理

### （一）相机的选择

若想把图片拍好，相机的选择很重要。目前市面上流行的相机很多，但通常按成像材质划分为：传统胶片相机和数码照相机。其中数码相机主要包括：

---

① 参见刘海湘：《彩色图文书的编辑原则》，《出版参考》2014 年第 9 期。

单反相机、微单相机、卡片相机及长焦相机。不同的相机适用于不同的拍摄场景。

除了相机，手机也成为越来越常用的拍摄工具。拍照手机是指集手机和数码相机的功能于一体的手机。拍照手机的便携性较强，用户可以随时随地用它来拍照。拍完的照片可以即时发送给亲朋好友，达到即拍即发的目的。拍照手机一般都提供了照片的编辑功能，用户可以对照片进行简单编辑后，发布在社交媒体平台上，或把拍摄的照片做成手机的开关机画面、壁纸等。

相机照相质量的好坏绝不能只单独看其中某个参数，而是要综合权衡相机的镜头、CMOS 传感器和 ISP 算法等所有影响相机性能的因素。

首先是镜头方面。当今时代，后置三摄手机机型成为主流，同时四摄、五摄机型越来越多，在多摄像头中，主摄、超广角、长焦镜头一般为手机的必备，可根据需要选择合适的镜头。镜头的另一个重要参考是光圈，光圈是一个用来控制光线透过镜头进入相机内部感光元件上的光量的装置，它通常嵌入在镜头内部，光圈越大，进光量就越多，相机成像的画面越亮；当今的主镜头光圈多在 f1.7—f2 上下，要拍出足够的亮度通常不成问题。另一个参考是变焦倍数，国内厂商们基本已经能够达到 5 倍、10 倍的光学变焦，能够适应成像环境的差异。最后一个参考方面是防抖，在拍摄照片及影片时，手部的细微震动多少会影响成品的清晰度及流畅感，因此防抖不可或缺。OIS 光学防抖，是目前大多数手机所采用的技术，能让相机在快速移动下依旧保持对焦清晰，利于拍摄照片；EIS 电子防抖，是透过后期计算机程式修正模糊，相对适合用于录制动态影像。当前，部分手机厂商推出了微云台和五轴防抖技术，从硬件层面改善了用户的防抖体验。

其次是 CMOS 传感器。首先需要参考的是像素，手机目前常用的像素为 1200万、2400 万、4800 万、6400 万等。像素并不是唯一决定拍照好坏的因素，对于像素值高的传感器，其成像会更加清晰，细节会更加丰富。接下来是传感器尺寸，传感器尺寸越大，感光面积会越大，捕获的光线会越多，因此感光性能会越好。最后是单位面积像素，是指传感器的感光面积与有效总像素的比值，单位像素面积越大，捕获的光线就会越多，因此信噪比会越高，画质会越出色。

最后是感光视野 FOV。感光视野 FOV 指的是传感器的前向感光范围，感光角度大可以实现超广角拍摄和微距拍摄，感光角度小可以实现景深拍摄。

除了硬件，软件算法也是重要的参考，利用算法改善特定物体、夜景、虚化等场景，以满足用户不同场景的拍摄需要，让用户拍照更加简单高效。如小米11Ultra的算法"夜枭"，重点提升夜拍能力。未来随着影像技术的发展，对算法、算力的要求会更高。

（二）辅助拍摄设备

表5-2 辅助拍摄设备

| 辅助拍摄设备 | 定义 | 示例 | 备注 |
| --- | --- | --- | --- |
| 遮光罩 | 是安装在摄影镜头、数码相机以及摄像机前端，遮挡有害光的装置，也是最常用的摄影附件之一。 | | 大多数镜头都标配遮光罩，有些镜头则需要另外购买，不同镜头用的遮光罩型号是不同的，并且不能互换使用。 |
| 滤镜 | 可安装在相机镜头前的拍照设备。光学滤镜可以在一定范围内改变影像的几何或光学属性，为原本平淡无奇的影像增加特殊的视觉风格。 | | 滤镜可以修正曝光、延长曝光时间以及增加各种艺术效果。在数码时代，除了红、黄等各种颜色以及转换色温滤镜数码相机不需要外，其他各种滤镜基本都可以用于数码相机。滤镜的种类包括：中灰渐变镜、中灰镜、偏振镜、红外线滤镜、折反滤镜等。 |
| 快门线 | 确定好拍摄画面后按下快门才算完成摄影，快门线是控制快门的遥控线。 | | 数码相机快门键通常在机身上，摁下快门键的瞬间可能由于力道过大或者手持不稳而导致画面质量下降，因此快门线通常用于远距离控制拍照、曝光、连拍，这样可以在相机拍照时防止因为接触相机表面所导致的震动，快门线的存在可有效保证画面的完整性。 |

续表

| 辅助拍摄设备 | 定义 | 示例 | 备注 |
|---|---|---|---|
| 三脚架 | 三脚架是用来稳定照相机的一种支撑架，以达到某些摄影效果，三脚架最常应用于长时间的曝光拍摄。 | | 三脚架按照材质分类可以分为高强塑料材质，铝合金材料、钢铁材料、火山石、碳纤维等多种。很多主题摄影都离不开三脚架的帮助，比如拍摄星轨、流水、夜景或者微距拍摄等方面。三脚架最常应用于长时间的曝光拍摄。 |

（三）图片处理软件

1. Photoshop

Adobe Photoshop，简称"PS"，是由美国 Adobe Systems 公司开发的图像处理软件。Photoshop 通过使用众多的编辑与绘图工具对数字图片进行处理，但 PS 也有很多其他功能，在图像、图形、文字、视频、出版等各方面都有涉及，PS 是目前公认的最好的通用平面美术设计软件，因为它功能强大，性能较稳定，许多广告、出版及设计公司都用 PS 进行创作。截至 2021 年 7 月，Adobe Photoshop 2021 为市场最新版本，在 Windows 操作系统、Android 与 Mac OS 上均可运营。

2. 美图秀秀

美图秀秀是由厦门美图科技有限公司在 2008 年 10 月 8 日推出的一款免费影像处理软件，并因其方便快捷的图片编辑功能迅速走红。美图秀秀操作简单，不需要特别专业的图片编辑能力，"全能修图""瘦脸瘦身""一键美颜"等功能迅速获得了用户的喜爱，满足了用户对美化图片的需求。2018 年 4 月美图秀秀推出社区，并且将自身定位为"潮流美学发源地"，标志着美图秀秀从影像工具升级为以让用户变美为核心的社区平台。

3. 光影魔术手

光影魔术手是一款改善和提升图像画质并对其进行效果处理的软件，简单、易用，不需要任何专业的图像技术，就可以制作出专业胶片摄影的色彩效果。该软件具有许多独特效果功能，如反转片效果、黑白效果、数码补光、冲版排版等，且其批量处理功能非常强大，是摄影作品后期处理、图片快速美容、数码照片冲印整理时必备的图像处理软件，能够满足绝大部分人照片后期处理的需要。

## 三、图片拍摄与处理技巧

（一）摄影基础知识

表 5-3　摄影相关概念

| 名称 | 说　明 |
| --- | --- |
| 像素 | 构成数字图像的基本单元。图像由许多小方格组成，每个小方块都有一个明确的位置和被分配的色彩数值，小方格颜色和位置就决定该图像所呈现出来的样子。这些小方块就是像素。一幅图像中的像素数目越多，画面越清晰。<br>每一个点阵图像包含了一定量的像素，这些像素决定图像在屏幕上所呈现的大小，像素在数码相机里指分辨率，像素越大，照片的分辨率越大。 |
| 色彩 | 色彩在摄影中是最有表现力的要素之一，是能引起人们共同的审美愉悦的、最为敏感的要素。<br>目前颜色可以分成两个大类：无彩色系和有彩色系，有彩色系是指红、橙、黄、绿、青、蓝、紫等颜色，彩色具有三个基本特性：色相、纯度（也称彩度、饱和度）、明度，在色彩学上也称为色彩的三大要素或色彩的三属性；无彩色系是指白色、黑色和由白色黑色调和形成的各种深浅不同的灰色。熟练运用色彩来展现图片主题成为专业摄影的必备技能。 |
| 图片格式 | 图片格式是计算机存储图片的格式，常见的存储的格式有 bmp、jpg、png、gif、psd、raw、WMF、webp、apng 等。<br>不同图片格式的编辑方式也有所不同，部分修图软件只能接受 bmp、jpg、png 等格式，而 PS 接收的图片格式最多，通常专业的摄影图片以 raw 格式拍摄和保存，方便后期编辑。 |

（二）图片拍摄技巧

1. 选择能让人产生共鸣的构图

摄影源自绘画，摄影构图是从美术的构图转化而来的，我们也可以简单称它为取景。影像的题材和内容往往比绘画更加丰富多样，因此根据不同的题材，影像也发展出自己的构图方法和要求。最常见的包括三分法构图、水平线构图、曲线构图或三角构图法等。构图好的作品更容易使观众产生共鸣。

2. 选择明暗合适的曝光

曝光是指在摄影过程中进入镜头照射在感光元件上的光量，由光圈、快门、感

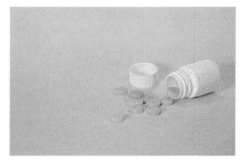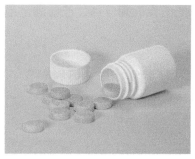

(a) 构图 1　　　　　　　(b) 构图 2

图 5-17　同一场景不同构图

光度的组合来控制。传统的曝光是将感光板置于晒版机工作台上，放好底片，通过曝光获得一种潜在或可见图像的过程。随着数码相机的出现，曝光也发展出了多种模式，例如手动曝光、自动曝光等。照片的好坏与曝光有关，曝光量由快门速度及光圈大小决定。

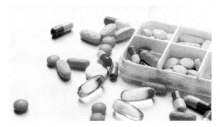

(a) 曝光 1　　　　　　　(b) 曝光 2

图 5-18　不同曝光度对比

### 3.选择色彩和谐的白平衡

白平衡是描述显示器中红、绿、蓝三基色混合生成后白色精确度的一项指标。白平衡在专业摄像领域应用得比较早，在家用摄像机、数码照相机中都得到了广泛

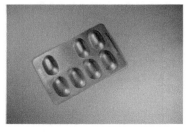

(a) 白平衡自定义　　　　　　　　　　(b) 白平衡 8000k

图 5-19　不同白平衡对比

使用，技术的发展使得白平衡调整变得越来越简单容易。白平衡主要用来解决日常拍摄中的光源问题，例如许多人使用数码相机在日光灯的房间里拍摄的影像会显得发绿，在室内钨丝灯光下拍摄出来的景物就会偏黄，白平衡可以通过控制色温来展现拍摄主体原本的色彩。

4.选择图片清晰的对焦

对焦，英文学名为 Focus，是指使用照相机时调整好焦点距离，通常数码相机有多种对焦方式，分别是自动对焦、手动对焦和多重对焦。通过相机对焦来变动物

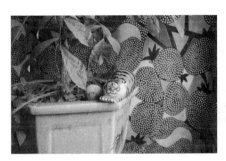
焦距 35mm

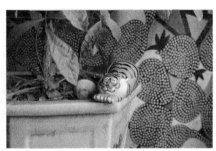
焦距 50mm

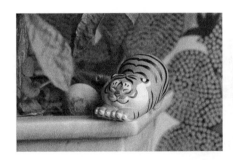
焦距 80mm

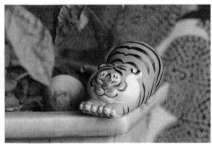
焦距 100mm

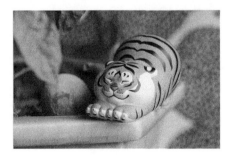
焦距 135mm

图 5-20　不同焦距成片

距和相距的位置，使被拍物成像清晰的过程就是对焦。

**5.选择重点突出的景深**

景深（Depth of Field，简称 DOF）是指在摄影机镜头或其他成像器前，沿能够取得清晰图像的成像所测定的被摄物体前后距离范围。在对焦完成后，焦点前后的范围内所呈现的清晰图像的距离，这一前一后的范围，便叫作景深。景深大小与使用光圈大小、镜头焦距长短及景物远近有密切的关联。一般而言，光圈越大（光圈值 f 越小）景深越浅，光圈越小（光圈值 f 越大）景深越深。

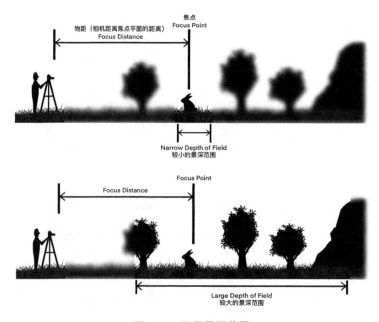

图 5-21　不同景深范围

**6.选择清晰稳定的感光度**

感光度（International Standardization Organization，简称 ISO）指的是影像传感器的感光灵敏度，它是衡量影像传感器感光灵敏度高低的一项重要指标。国际标准化组织标准为 ISO6。使用较高的感光度，可降低由照相机晃动产生的模糊，并可减少曝光所需时间，但会导致影像细节表现降低；在使用较低的感光度时，拍摄的图像噪点少，但曝光时间相对增加，且较易受晃动影响。

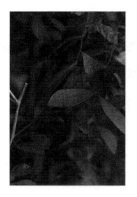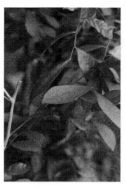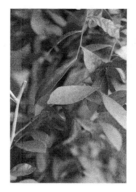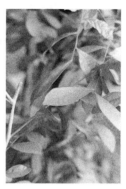

感光度：800　　　　感光度：1600　　　　感光度：3200　　　　感光度：6400

图 5-22　不同感光度对比

（三）图片拍摄流程

| 1.准备工作 | 2.选择合适的摄影题材 | 3.文字说明 |
| --- | --- | --- |
| ● 需要确定拍摄主题，对拍摄内容有大致的构思<br><br>● 根据拍摄主题确定拍摄使用何种拍摄器材，并对器材及附件进行相应的检查，如需要其他人员配合，应提前沟通<br><br>● 对拍摄场地及拍摄主体进行观察，选择合适的拍摄角度及拍摄构图，随后就可以开始实施具体准备工作。 | ● 摄影中有很多细分的门类，对作品的要求也有诸多不同之处。主要有：<br><br>● **静物摄影**<br><br>● **人像摄影**<br><br>● **新闻摄影**<br><br>● **纪实摄影**<br><br>● **广告摄影** | ● 文字说明要消除图片的模糊性和多义性，准确传达作者的意图。针对专业的医疗图片也需要配以文字说明，以便用户更好地理解医疗知识。<br><br>● **标题性说明**主要在于"点题"，要求起到画龙点睛的作用；<br><br>● **解释性说明**作用主要是交代图片背后的背景材料，指出图片所反映的事件的来龙去脉。 |

图 5-27　图片摄影流程图

（四）图片编辑

1. 旋转

旋转图片可以根据自己的需求改变图片的方向和角度。

2. 裁剪

裁剪指对图片的尺寸进行调整，常在图片尺寸过大或只想保留图片部分内容时使用，裁剪图片一般采用矩形图形，同时也支持自由的图形选择或自定义裁剪范围。

3. 抠图

抠图是图片编辑中的常用操作，指精准地提取画面中需要的部分，抠图截取的部分常常与另外的背景进行合成。在 Photoshop 图像处理软件中，抠图的方法有通道抠图、蒙板抠图、钢笔工具抠图、快速选择工具等，能够实现简单的抠图需求。

4. 添加文字

添加文字指在图片的基础上增添文字内容，以达到解释说明或丰富图片内容的目的。使用者可自行确定所添加文字的样式、大小等，以达到最好的效果。

5. 调整色彩

对图片色彩的处理主要通过色相、纯度和明度进行处理，不同的色彩对比度可以给人带来不一样的共鸣。下图中的人们在阳光下玩耍、跳跃，色调温暖，给人积极向上、温馨愉悦的感觉。

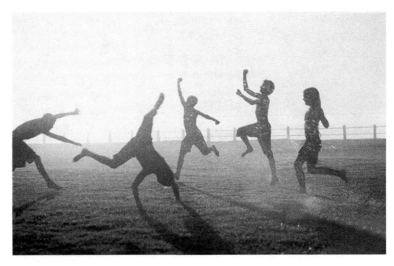

图 5-23　暖色调图片

6. 添加滤镜

滤镜在图片处理中是十分重要的一环，可以用来实现图像的各种特殊效果以达到最佳的艺术效果。Photoshop 软件中常用的滤镜有风格化（Stylize）、查找边缘（Find Edge）、等高线（Trace Contour）、浮雕（Emboss）、曝光过度（Solarize）、画笔描边（Brush Strokes）等。一般在非新闻创作的场合，为了图片的审美性和艺术性，通常会使用滤镜以达到更好的表现效果。

### 四、音频与视频的录制、剪辑与发布

（一）新媒体平台上音频、视频使用规范

1.符合新媒体平台传播特点

制作任何一种传播材料都需要精心的构思，健康传播工作者在手机 APP 上开发健康传播材料的构思方向要从受众人群、构思主题、框架设置等进行考虑。[①] 健康类音频、视频的使用需要符合新媒体平台的传播特点，与平台的整体风格相统一。

2.遵守法律法规，避免侵权

任何音频和视频的传播都需要遵守法律法规，不得擅自使用未经授权的内容。然而目前随着短视频平台的发展，音频视频侵权问题越来越严重，许多用户在未经过原作者授权的情况下擅自改编、剪辑、传播的行为，都属于内容侵权行为。

（二）音频录制环境与设备介绍

1.播音室

播音室又叫录音室，是专业团队进行声音节目制作和录音的重要场所，需要通过特殊的声学处理，以满足不同节目的播出和录制的需要。结构上需满足隔音、吸音、无回音等良好音响效果。具有高质量拾音、传音和录放音设施。

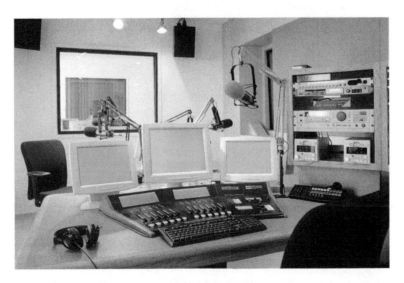

图 5-24　播音室

---

① 郭天力、于欣平：《新媒体平台上健康传播材料的构思与设计》，《中国健康教育》2015 年第 6 期。

### 2.话筒

话筒又称麦克风，一种电声器材，是声电转换的换能器，通过声波作用到电声元件上产生电压，再转为电能，用于各种扩音设备中。最早的录音设备是录音机，是一种把声音记录下来以便重放的机器，然而随着时代发展，更加便携的录音设备例如录音笔、领夹式麦克风、桌面直播麦克风等逐渐成为主流。

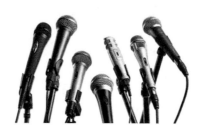

图 5-25　话筒

### （三）录音软件介绍

Adobe Audition　　　Sound Forge　　　WavePad音频编辑器

图 5-26　部分录音软件

录音软件，是一个在个人电脑为背景下运行的以录音为目的的电脑软件，可将电脑内部或外部声音进行录制，将录音文件保存为数码音频格式，永久保存到硬盘上。常见的录音软件有 Sound Forge、WavePad 音频编辑器、Adobe Audition 等。其中 Adobe Audition 最为常见，适应性也十分广泛，Sound Forge 和 WavePad 则相对使用较少，但同样是专业的音频编辑软件。

### （四）视频录制设备介绍

这部分主要介绍的是常见的视频录制设备，包括摄像机、单反相机和微单相机、手机等，其中摄像机、单反相机和微单相机适合专业视频录制者使用，而手机门槛更低，适合日常使用。

1. 摄像机

摄像机，是一种使用光学原理来记录影像的装置。摄像机按照功能及图像质量可分为广播级、专业级（业务级）以及家用级（也称业余级或者消费级）三大类。[①]

表5-4　摄像设备的分类

| 摄像机类别 | 图片示例 | 特点 | 主要应用 |
|---|---|---|---|
| 广播级摄像机 | | 1.功能齐全，制作精良<br>2.体型较大，分量较重，一般没有便携式 | 用于电视台和节目制作中心 |
| 专业级摄像机 | | 1.图像质量较高<br>2.与广播级摄像机外形相仿，具有便携式小机型 | 主要应用于拍摄会务、展演或者其他专题片的拍摄 |
| 家用级摄像机 | | 1.体积小，携带方便<br>2.图像质量稍差 | 多用于爱好者记录生活或休假旅行活动 |
| 单反相机 | | 1.成像质量高<br>2.镜头选择丰富 | 应用场景广泛，适合风景、人像、静物等多种拍摄场景 |
| 微单相机 | | 1.机身体积较小，轻便<br>2.镜头质量较高<br>3.功能丰富，一般带多种滤镜效果 | 多为旅游爱好者或是摄影初学者选择 |
| 手机 | | 1.体积小，随身携带<br>2.图像质量稍差<br>3.价格更具竞争力 | 应用于广泛人群 |

资料来源：https://www.sonystyle.com.cn/。

---

① 夏正达：《摄影实战：进阶版》，上海人民美术出版社2020年版，第15页。

### 2.辅助拍摄设备

表 5-5　稳定设备、录音设备、灯光设备的分类

| 设备名称 | 图片示例 | 功能 |
|---|---|---|
| 三脚架 | | 用来稳定照相机的一种支撑架，以达到某些摄影效果 |
| 手持云台 | | 增强拍摄的稳定性，让用户在站立、走动甚至跑动的时候都能够拍摄出稳定顺畅的画面；亦可通过稳定器产生不同的运镜效果 |
| 小蜜蜂 | | 容易隐藏，长距离无线拾音，可降低环境底噪 |
| 心形指向话筒 | | 心形话筒前端灵敏度最强，后端灵敏度最弱，可以隔绝多余的环境噪音，且消除回音的效果较好 |
| 录音笔 | | 小巧便捷，可随身携带；大部分具有智能降噪、不同录音场景切换功能，满足录制需求 |
| 反光板 | | 根据环境使用反光板能让画面变得更加饱满、体现出良好的影像光感、质感；能够调节光线，起到简洁画面成分，突出主体的作用 |
| 美颜面光灯 | | 通常带有美颜、美瞳等功能，光线质感柔和，同时可以随场景自由调整光线亮度和补光角度，打出不同的光效 |

续表

| 设备名称 | 图片示例 | 功能 |
|---|---|---|
| LED 补光灯 | | 种类繁多，在缺乏光线条件情况下拍摄时提供辅助光线，以得到合适的画面素材 |

（五）视频拍摄基础知识

1. 固定画面

固定画面指的是固定镜头，在机位、镜头、焦距不变的情况下进行的拍摄。其主要适用场景有讲座、介绍产品、电视画面、景物拍摄、科普类短视频等。固定画面是一种客观镜头，拍摄时要注意镜头的稳定感，构图可以参考绘画审美的造型特点。

2. 景别

景别主要是指由镜头与被拍摄物体距离的远近而形成的视野大小的区别。景别主要分为远景、全景、中景、近景、特写。这种区别使影像（画面）具有不同的叙事功能并对观众产生不同的视觉效果。

表 5-6　不同景别介绍

| 景别 | 定义 | 功能 | 画面 |
|---|---|---|---|
| 远景 | 指由远距离以外的被拍摄主体所构成的视野开阔的画面 | 介绍环境、渲染气氛、展现场面 | |
| 全景 | 指由处在某种特定环境中的被拍摄主体的整体所构成的画面 | 用来展示一个特定的叙事空间，既有局部又有整体，可以用来表现人与特定环境的关系，表现人或物体的运动和行为 | |
| 中景 | 个体由拍摄主体的主要部分所构成的画面，例如由人物膝盖以上部分所构成的画面 | 表现处在特定空间环境中被拍摄主体的状态 | |

续表

| 景别 | 定义 | 功能 | 画面 |
|---|---|---|---|
| 近景 | 被拍摄主体的局部所构成的画面，如人物的肩以上部分 | 环境基本被忽略，观众注意力加强，主要集中于被拍摄主体的局部，可以观察到被拍摄主体的细微特征和变化 | |
| 特写 | 被拍摄主体的某个特定的不完整局部所构成的画面，如人物的面部、甚至眼睛 | 以放大和夸张的方式突出特定局部、特定细节，创造一种强烈的视觉效果 | |

3.运动镜头

运动镜头指改变机位、镜头光轴或焦距进行拍摄的镜头。① 运动镜头是相对固定镜头或静止镜头而言的，它造成画面空间关系和空间内容的变化，产生一种运动感引导观众注意力的变化。运动镜头的应用场景广泛，包括电影、医疗类纪实片、医疗类短视频等。运动镜头包括5种基本形式，其他运动方式则是由这些形式的组合或变化实现的。

表5-7　不同运镜方法

| 运镜方式 | 定义 | 作用 |
|---|---|---|
| 推 | 指镜头逐渐接近被拍摄物的运动。视野缩小，被拍摄物在画面中所占的面积放大，细节变明显；环境和陪衬物减少，画面中心突出 | 引导观众的观赏注意力，强化视觉的冲击效果 |
| 拉 | 指镜头逐渐离开被拍摄物的运动。视野扩大，被拍摄物在画面中所占的面积缩小，细节模糊，环境和陪衬物增多，画面中心相对淡化 | 表现被拍摄主体与环境之间的关系，引导观众将被拍摄主体放置在一定的参照环境中进行观察 |
| 摇 | 指摄影/摄像机位置固定，而镜头借助三脚架作出的上下、左右或旋转运动 | 可以改变拍摄角度、拍摄对象，也可以对拍摄对象进行追踪，因而具有更大的自由度和灵活性 |

---

① 夏正达：《摄影实战：进阶版》，上海人民美术出版社2020年版，第64页。

续表

| 运镜方式 | 定义 | 作用 |
|---|---|---|
| 移 | 指摄影/摄像机拍摄时所作出的左右、上下运动 | 扩展画面的空间容量，造成画面构图的变化，特别是当与物体同时运动时，由于背景的变化可以造成强烈的运动效果 |
| 跟 | 摄影机在一定距离内跟随某一对象拍摄而成的镜头，即摄像机跟随着运动的被拍摄物体拍摄。 | 使观众能够细致地观察处在运动状态中的被拍摄主体及其环境的变化；能够让观众认同摄影机所代表的视点，具有一种主观效果 |

4.拍摄角度

摄影机镜头与被拍摄物体水平之间形成的夹角被称为镜头角度。镜头角度形成一种观众观看画面的视角，其产生的视觉效果直接影响到观众的观看心理，正确地运用拍摄角度，可以正确地传达视觉信息，引导观众的观赏心理。

表 5-8　不同拍摄角度

| 拍摄角度 | 图片示例 | 效果 |
|---|---|---|
| 平视镜头 | | 接近于常人视角，画面效果也接近于正常的视觉效果 |
| 俯视镜头 | | 1.使被拍摄物体呈现一种被压抑感；<br>2.使观众产生一种居高临下的视觉心理；<br>3.展示比较开阔的场面和空间环境；<br>4.从特定角度展现运动线条；<br>5.使影像压缩变形来制造特殊效果；<br>6.使运动显得更迟缓、平稳 |
| 仰视镜头 | | 1.使影像体积夸大，使被拍摄物体更加高大、威严；<br>2.会产生一种压抑感或者崇敬感，也可以用来创造一种悲壮和崇高的效果；<br>3.模仿儿童视角 |

| 拍摄角度 | 图片示例 | 效果 |
|---|---|---|
| 倾斜镜头 | | 营造不稳定的、动荡的、晃动的感觉 |

（六）数字音频编辑软件介绍：以 Adobe Audition 为例

Adobe Audition（简称 Audition）是由 Adobe 公司开发的一个专业音频编辑和混合环境。Audition 专为在照相室、广播设备和后期制作设备方面工作的音频和视频专业人员设计，可提供先进的音频混合、编辑、控制和效果处理功能。

1.录音功能

Audition 是一个完善的多声道录音室，可提供灵活的工作流程并且使用简便。无论是要录制音乐、无线电广播，还是为录像配音，Audition 中的工具均可为用户提供充足动力，以尽可能创造最高质量的丰富、细微音响。

2.音频编辑

Audition 还可以提供专业化音频编辑环境，专门为音频和视频专业人员提供先进的音频混音、编辑和效果处理功能。

（1）同时编辑多个音频软件

最主要的是剪辑功能，用户可以使用多轨编辑器对不同的音频进行剪辑和拼接，这种非线性剪辑功能满足了用户对不同音频的需要。例如人物采访的录音需要精简同时还需要配背景音乐，此时就可以利用 Audition 对多个音频进行剪辑和拼接。

（2）美化声音，对声音进行特殊处理

部分室外录音可能会出现噪音、主体音不清晰，甚至需要保护被采访人员隐私的情况出现，此时都可以使用 Audition 对声音进行美化，可以通过降噪，扩大音量，同时还可以对人声进行变声处理。

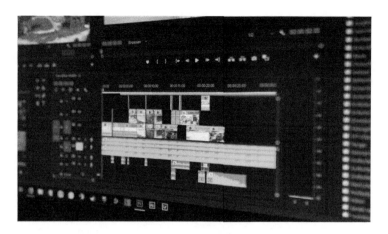

图 5-27　Adobe Audition

（七）视频处理软件介绍：以 Adobe Premiere Pro 和剪映为例

1. Adobe Premiere Pro

Adobe Premiere Pro（以下称 Premiere），是由 Adobe 公司开发的一款视频编辑软件。Premiere Pro 是当下流行的、视频编辑爱好者和专业人士广泛使用的一款视频编辑工具。Premiere 的官方下载网站为 https://www.adobe.com/cn/products/premiere.html，在网站可以选择免费试用和立即购买两个选项。正版 Premiere 港版全家桶的价格是 399 港币 / 月，约合人民币 331 元 / 月，一年价格为 3972 元左右。Premiere 有较好的兼容性，且可以与 Adobe 公司推出的其他软件相互协作。目前这款软件广泛应用于广告制作和电视节目制作中。

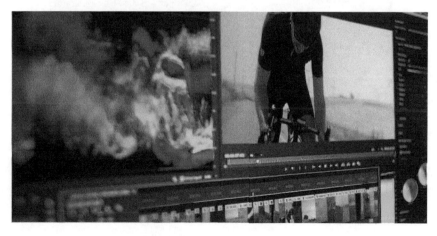

图 5-28　Adobe Premiere Pro

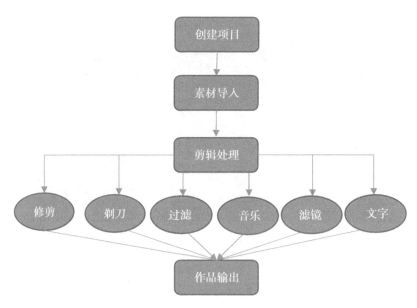

图 5-29　Premiere 的操作流程

（1）素材的组织与管理

在视频素材处理的前期，首要的任务就是创建项目，如图 5-30 所示。

将收集起来的素材引入到项目窗口，以便统一管理和后期的剪辑处理。Premiere 支持多种格式镜头的导入。将导入的素材进行命名。

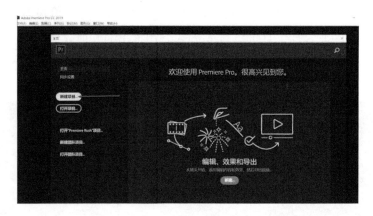

图 5-30　项目的创建 1

（2）素材的剪辑处理

将项目窗口中的相应素材导入相应的时间线轨道上。修剪工具在时间线上进行直观编辑，延长或缩短电影剪辑。可使用剃刀图标工具对素材进行剪切，不需要的部分按 Delete 键予以删除即可。

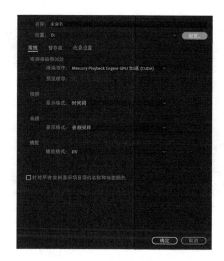

图 5-31 项目的创建 2

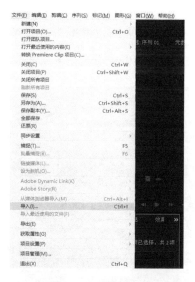

图 5-32 素材导入

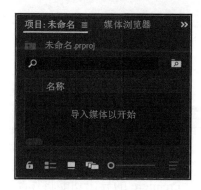

图 5-33 项目面板

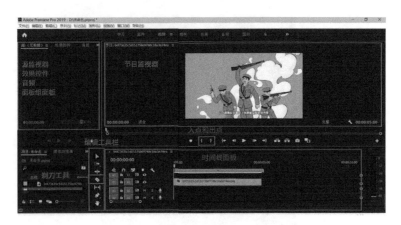

图 5-34　编辑基本界面及工具

（3）过渡效果

在两个片段的衔接部分，往往采用过渡的方式来衔接。Premiere 提供了多种多样的特殊过渡效果，通过过渡窗口可见到这些丰富多彩的过渡样式。

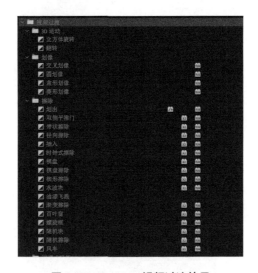

图 5-35　Premiere 视频过渡效果

（4）滤镜效果

Premiere 提供了多种滤镜效果，可对图像进行变形、模糊、平滑、曝光、纹理化等处理功能。此外，还可以使用第三方提供的滤镜插件，如好莱坞的 FX 软件等。

（5）作品输出

在作品制作完成后，用 Premiere 的导出功能将作品以需要的规格进行输出。

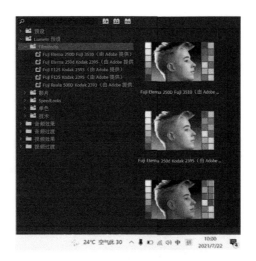

图 5-36　Premiere 滤镜

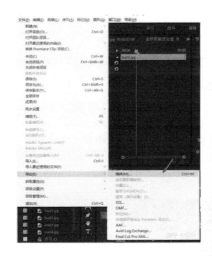
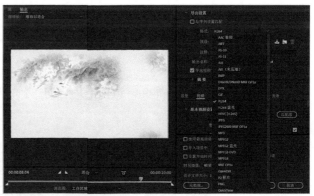

图 5-37　Premiere 作品导出

2. 剪映

剪映是由抖音官方推出的一款免费的手机视频编辑工具，拥有丰富的曲库资源及多种滤镜效果。剪映是抖音创作者常用的剪辑软件，非抖音创作者也可以使用其进行剪辑，根据 CTR-Xinghan（星汉）移动用户分析系统 2022 年第二季度数据，剪映的季活跃用户数约为 1.29 亿，是视频工具行业中首屈一指的热门产品。[①] 目前

---

① 参见《CTR：2022 年 Q2 中国移动互联网实力榜》，CTR 移动互联网，2022 年 07 月 28 日，http://www.199it.com/archives/1470564.html。

175

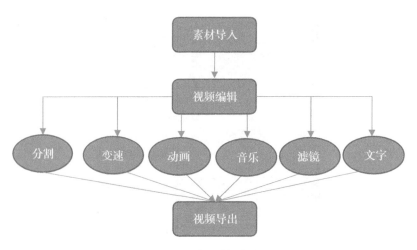

图 5-38　剪映的操作流程

剪映 APP 拥有移动端 IOS 版和 Android 版以及电脑桌面专业版，在各大应用市场和剪映官网（https://lv.ulikecam.com/）均可进行下载。剪映 APP 主要包含一键成片、图文成片、拍摄、录屏、创作脚本五大功能。支持"剪辑""模板""图文""脚本"等文件的管理和云备份，创作学院为用户提供手机视频剪辑教学。

（1）视频素材导入

登录剪映 APP 打开首页，点击【开始创作】，从最近项目里选择要编辑的视频，点击【添加】。

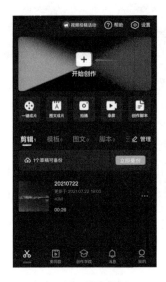 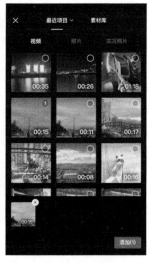

　　（a）剪映首页　　　　　（b）添加视频

图 5-39　剪映 App

（2）视频编辑

进入视频编辑页面便可对视频进行剪辑，通过使用"分割""变速""动画"等功能达到用户想要的效果。

剪映内部配有海量音库，并含有 13 个种类的特效及 10 个种类的滤镜，用户可以选择合适的背景音乐、特效及滤镜添加到视频中。

同时，剪映还配有添加文字的功能，用户可以点击【文本】中的【新建文本】为视频添加字幕，还可以使用艺术字效果。

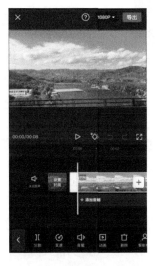

图 5-40　剪映的编辑页面

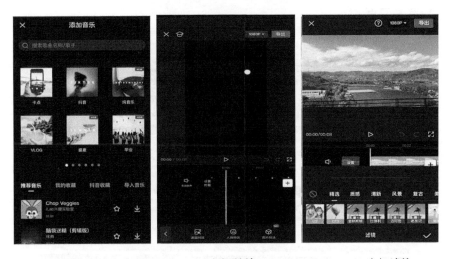

(a) 音乐库　　　　　　　(b) 特效　　　　　　　(c) 滤镜

图 5-41　剪映的音乐库、特效、滤镜

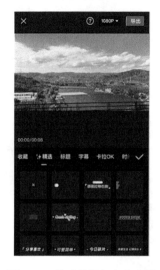

图 5-42　剪映的添加文字功能

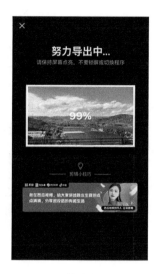

图 5-43　剪映的导出功能

（3）视频导出

最后，点击【导出】，将剪辑好的视频保存至手机相册内。

（八）音频内容的发布流程

1.音频平台的内容发布流程：以喜马拉雅 FM 为例

我们以喜马拉雅 FM 为例介绍健康类音频上传的实际操作。喜马拉雅 FM 的网页及 APP 均可录制并上传音频，但网页功能更加强大，更能满足新媒体平台发布音频的需求。

（1）登录网页

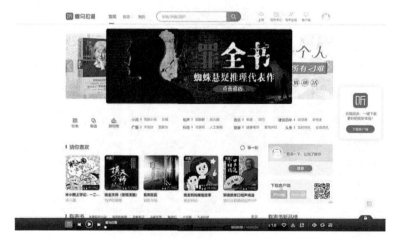

图 5-44　喜马拉雅 FM 网页首页

首先需要登录注册喜马拉雅 FM，使用手机号即可注册成功，如图 5-45 所示。

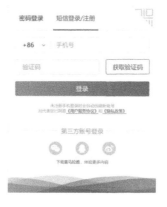

图 5-45 喜马拉雅 FM 登录框

（2）录制音频

网页版没有音频功能，手机 APP 的录音功能在【我的】页面，点击右上角的【录音 / 直播】即可开始录音，如图 5-46 所示。但手机录音的质量无法达到专业录音设备的水平，因此专业的栏目通常会使用录音室或者麦克风进行录音。

（3）上传音频

打开喜马拉雅 FM 网页版，点击右上角的【上传】功能可以对音频进行编辑和剪辑。

但需要注意上传音频视频需要进行认证，完成认证后才可以上传。

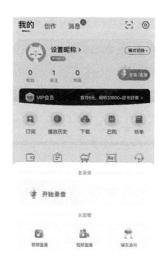

图 5-46 喜马拉雅 APP 录音页面

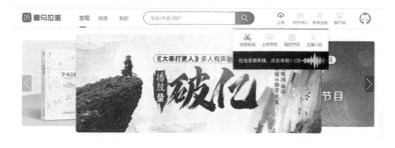

图 5-47 喜马拉雅网站首页

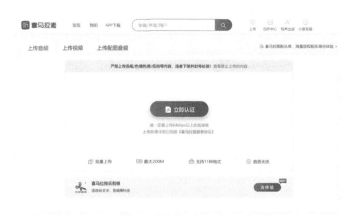

图 5-48　喜马拉雅认证页面

（九）视频平台的内容发布流程：以抖音为例

1. 抖音的基本操作流程与账号注册

（1）进入官网

打开任意浏览器，在浏览器的地址栏中输入"https://www.douyin.com"，进入抖音主页面。

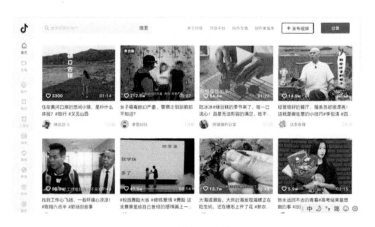

图 5-49　抖音网站首页

（2）注册登录

点击进入页左上角的"登录"键，出现弹窗，根据提示可通过手机号验证码登录或手机版抖音 APP 扫码登录。

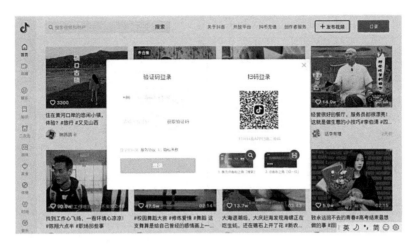

图 5-50 抖音网站登录页面

2.抖音的视频编辑及发布

（1）视频拍摄与编辑

抖音网页并不承担视频的拍摄与编辑功能，而只有增删视频、互动管理等功能。因此短视频的拍摄与编辑应在上传至抖音前完成，并把编辑好的视频保存在相应电脑设备上等待上传。

（2）视频发布

登录账号后，点击左上方头像左侧的"发布视频"键，进入视频发布页面。

根据页面提示，将电脑中储存的符合抖音上传格式的视频文件拖入指定区域完成上传，或点击上传并选择要上传的视频文件完成上传。

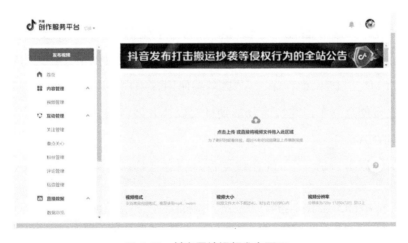

图 5-51 抖音网站视频发布页面

在网页上发布的视频格式要求包括：

①视频格式：支持常用视频格式，推荐使用 MP4、webm。

②视频大小：文件大小不超过 4G，时长在 15 分钟以内。

③视频分辨率：分辨率为 720p（1280×720）及以上。

## 五、H5 页面制作

在互联网时代，移动网络、便捷快速已经成为趋势。H5[①]营销模式的性价比很高，其优越性主要体现在以下三个方面：第一，兼容性好。无论手机或者电脑，ios还是安卓，只需一套 H5 模板就能轻松转化。第二，内容精彩并且推广便捷，一套模板嵌入内容即可，虽然操作便捷，但其中却蕴含了丰富的表现力，简约而不简单。第三，推广成本低，H5 宣传推广只需要一个链接或者一个二维码就可以进行，可以直接在朋友圈等地方进行宣传发送，这样有利于扩大流量圈，降低推广成本。

健康医疗行业采用 H5 营销模式，其效果是可以预见的，把医疗器械以三维立体的形式展现在人们眼前，各种医疗设备、医药合成都能够利用动态有声的形式展现给观众，一方面有助于医疗从业人员完整地展示自己的产品或者观点，一方面也能够吸引人们的眼球。H5 营销模式是全方位、立体的，具有发展潜力。

（一）H5 页面制作工具

1.普通类

（1）易企秀

易企秀是一个基于智能内容创意设计的数字化营销软件，主要提供 H5 场景、海报资料、营销长页、问卷表单、互动抽奖小游戏和特效视频等各式内容的在线制作，且支持 PC、APP、小程序、WAP 多端使用，用户可以根据自己的需要自由选择使用端进行创意制作，并快速分享到社交媒体开展营销。

（2）MAKA

MAKA（码卡）是一个 H5 在线创作及创意工具，由深圳格莱珉文化传播有限

---

① H5，是 HTML5 的简称，指第五代"超文本标记语言"，具有适配性高、包容性强、应用面广、传播便利等特点。参见谢清果、李海文：《微而不微：电视奥运节目 H5 传播的生成逻辑》，《电视研究》2021 年第 8 期。

公司开发，为企业提供企业形象宣传、活动邀请、产品展示、数据可视化展示、活动报名等应用场景需求的服务。

（3）兔展

兔展，是深圳兔展智能科技有限公司旗下产品。兔展作为一站式企业营销增长平台，是 H5 概念定义者，在 2014 年率先定义出"H5"这一全新的内容表现形式。如今兔展具有 H5、短视频、互动游戏、小程序等多种表现形式，平台拥有 4000 多万注册用户与 24 万创意团队入驻，共同打造最强内容生态。

2.进阶类

（1）凡科

广州凡科互联网科技股份有限公司（简称"凡科"）是一家助力中小企业数字化经营升级的企业，为海量中小企业用户提供优质的互联网产品与服务。凡科网旗下拥有凡科建站、凡科商城、凡科互动、凡科微传单、凡科轻站小程序、凡科公众号助手、凡科快图、凡科门店通、凡科客户通、凡科教育等产品。凡科网配备大量优质的自营及第三方营销服务，可满足中小企业各阶段的经营需求，使广大中小企业能够获得更周全的企业经营解决方案。

（2）快站

搜狐快站是搜狐推出的一款可视化快速建站工具，利用该工具，站长可通过在线的可视化页面编辑器简单生成自己的移动端站点。快站包括拖拽生成页面、强大的内容管理、丰富美观的模板、适配所有移动设备、一键生成 APP 等功能，还提供公众号管理、小程序制作等功能，满足电商、餐饮、娱乐、旅游、教育等多个行业的应用场景，是企业营销必备的强大工具类产品。

（3）人人秀

人人秀是由合肥星爵互动信息科技有限公司打造的，致力于移动互联网时代新媒体营销，是 H5 行业的领航者。人人秀为用户提供了免费的 H5 场景制作平台，制作 H5 页面、H5 游戏、微信活动、H5 活动、涨粉活动的利器。

3.专业类

（1）iH5

iH5，原为 VXPLO 互动大师，是一套完全自主研发的设计工具，允许在线编辑网页交互内容。iH5 支持各种移动端设备和主流浏览器，能够设计制作出 PPT、应用原型、数字贺卡、相册、简历、邀请函、广告视频等多种类型的交互内容。

（2）木疙瘩

木疙瘩（Mugeda）是专业的 HTML5 融媒体内容制作平台，包括 H5 制作工具、微信图文编辑器等，Flash 设计师快速上手制作 H5 交互新闻，提供免费模板、H5 教程培训、微信营销传播等。

（3）意派 360

意派 360 也称 Epub360，是一种专业级的 H5 创新应用设计平台，H5 页面制作工具采用由简到难渐进式产品设计模式，尊重用户已有的 PPT 软件使用习惯，Epub360 将常用效果组件化，最大程度上减少用户上手难度、提高设计效率，同时提供众多专业级功能可满足更多微信 H5 个性化设计诉求。

（二）H5 页面的制作流程及方法

1.项目策划

H5 页面制作最先需要做好项目策划。首先明确用户需求，然后根据核心需求确定大致的制作方案，最好多做几种方案以备选择。一般 H5 页面制作主要开展活动，方案内容包括活动主题、活动目的、活动方式及活动准备等，方案尽可能完备且详尽，以免耽误设计进度。

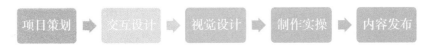

图 5-52　H5 制作流程

2.交互设计

H5 页面的交互设计是影响页面展现效果的关键因素。页面跳转、页面滑动及页面嵌入视频等都属于交互设计。常见的交互方式有展示型、游戏型、产品型。

3.视觉设计

H5 视觉设计关系到用户的视觉体验，主要包括字体、图片及配色等。一般来说视觉设计的整体风格需要与活动主题或者产品定位相符。尤其对于成熟的公司和品牌来说，制定一套专属的视觉体系十分重要，可以增加 H5 的辨识度。在内容排序上，也应遵循重要内容排在前面的原则，吸引用户的眼球。

4 内容制作

以 H5 制作软件木疙瘩为例，注册后登录账号即是木疙瘩的编辑页面，最上方

| 展示型 | 互动型 | 产品型 |
|---|---|---|
| 最常见是翻页，还可以通过点击或者滑动展示页面，这种交互页面设计比较简单，而且现有的H5设计网站有快速生成器和模板，只需输入图片和文字即可生成，一般用于活动介绍。 | 设计互动可以使用户更有参与感。互动型的H5界面会设置有交互按钮，用户通过选择不同的按钮，可以进入不同的页面。这样的设置常用于用户分类，通过交互的形式将不同的用户导入不同的界面。 | 一般H5页面有一定的时效性，但也有需要H5作为一个长期产品而存在的，例如微信公众号内的购物商城可以利用H5进行设计，菜单栏内需要长期保留的项目也可用H5页面。 |

图 5-53　H5 交互方式

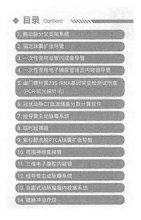 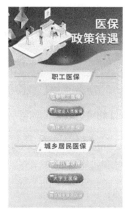 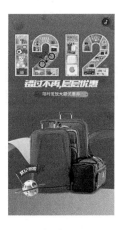

（a）展示型　　　　　　　　（b）互动型　　　　　　　　（c）产品型

图 5-54　H5 交互方式实例

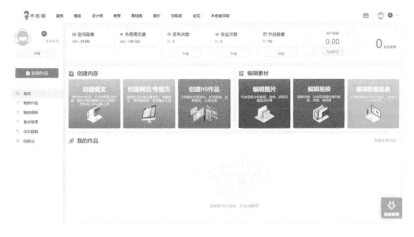

图 5-55　木疙瘩个人中心页面

有模板、案例、教程等功能，可以帮助用户快速熟悉产品，中间主要包括创建内容、编辑素材、我的作品三大板块，左侧主要包括我的作品、我的模板等，可以帮助用户对作品进行管理。

木疙瘩的 H5 创作分为三类，用户可以根据自己的需求选择不同的版本。

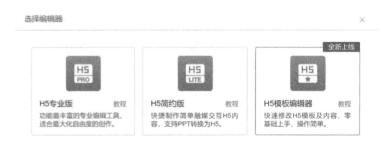

图 5-56　木疙瘩选择编辑器栏

5. 内容发布

H5 页面制作好之后要进行充分的预览和检查，将整体的设计演示一遍，以免漏掉重要环节。一般情况下可以将 H5 以二维码或者链接的形式进行发布，这样可以使用户有更直接的参与体验。需要长期使用的 H5 页面可以固定在公众号菜单栏，方便用户查阅。

## 第四节　健康医疗类内容的制作：新媒体平台操作流程与编辑技巧

本节主要根据第一节的平台介绍，分别选取不同类型的代表性平台进行完整的实操流程介绍，提供各个平台的实用编辑技巧。不同平台有各自特性和侧重点，医疗健康类主体可以根据自身需求，选取不同的平台进行内容运营。

### 一、微信公众号的注册、内容编辑与发布

（一）微信公众号的注册

第一步：确定账号主体类型。

微信公众平台当前支持个体户、企业、媒体、政府、其他组织和个人等类型开

设账号。不同的账号主体需要提交不同的资料，如个体工商户、企业公司、政府等，具体请参照第一节相关内容。

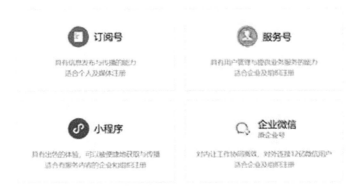

图 5-57　微信公众平台账号类型

第二步：选择账号类型。

在电脑登录微信公众平台，网址是"mp.weixin.qq.com"，点击页面右上角的"注册"按钮，即可进入账号类型选择界面。以下流程以企业订阅号为例。

第三步：进行邮箱绑定激活。

在邮箱绑定页面填写邮箱信息，此邮箱必须为未绑定微信公众号的邮箱账号，进行邮箱信息绑定，并登录邮箱页面查收激活邮件，填写邮箱验证码进行账号激活。

第四步：选定类型填写信息。

选定订阅号类型之后，在信息登记页面填写相关信息，具体包括主体类型、企业类型、企业名称和营业执照注册号等信息。全部信息填写完毕之后，可选择验证方式。

第五步：验证激活账号。

微信公众平台当前支持三种主体验证方式，分别是法定代表人验证、支付验证和微信认证。企业／个体户类型可选择法定代表人验证方式注册；选择支付验证方式需使用注册填写的对公账号向腾讯指定账户进行指定金额打款，打款验证成功即注册成功；选择微信认证方式需要填写认证资料，支付 300 元审核费用，认证成功后公众号即为认证加"V"的公众账号。2014 年 8 月 25 日之后注册的个人类型的公众号已不支持申请微信认证。

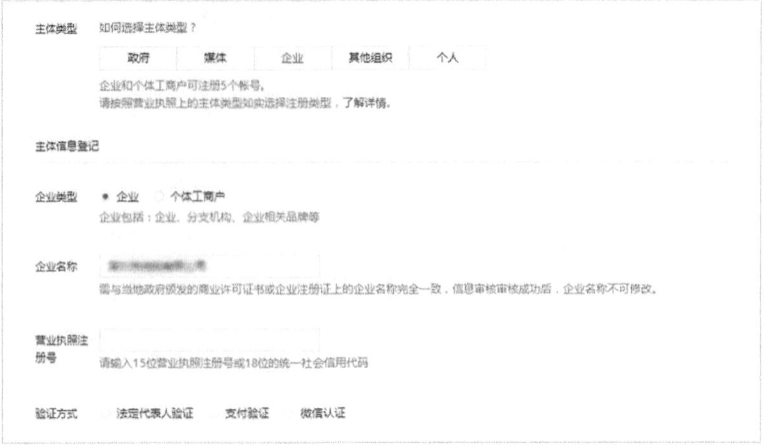

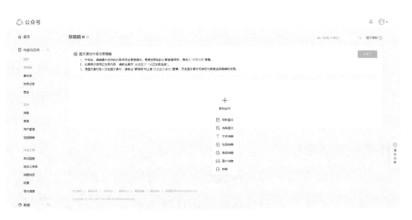

图 5-58　主体信息填写

账号激活成功后即可运营使用。

（二）微信公众号的内容编辑流程

第一步：登录微信公众平台。

微信公众平台的网址为 https://mp.weixin.qq.com/，在通过微信扫码登录注册的公众号后，单击左上角"内容与互动"栏，单击"草稿箱"，找到页面中心的"新的创作"即可进行内容的编辑与发布。微信公众号支持图文、视频、音频等内容的创作。

图 5-59　微信公众号主页

第二步：内容编辑。

进入内容编辑页面，左边可以进行文章数量的添加，页面上部可以添加非文字内容，如图片、视频、音频等。

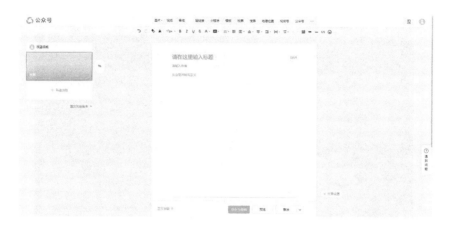

图 5-60　微信公众号内容编辑页面

（三）健康医疗类微信公众号编辑技巧

1.公众号编辑软件介绍

（1）秀米编辑器

秀米编辑器是一款常用的微信排版编辑器，具有海量的素材和排版模板，能够满足微信公众号推文的多功能需求，操作简单、方便快捷、容易上手，是非常好用且实用的微信公众号排版神器。

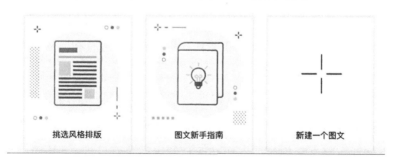

图 5-61　秀米编辑器界面

使用者只需进入秀米官网（网址：https://xiumi.us/#/），注册账号之后登录，即可免费使用秀米提供的新建图文服务，快速完成公众号推文制作。

（2）135 编辑器

135 编辑器是除秀米以外另一款常用的微信推文编辑工具，样式丰富，能够提

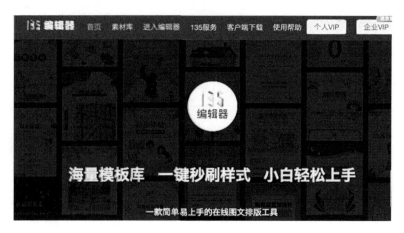

图 5-62　135 编辑器页面

供图文插入、素材设计、文章同步等功能，满足微信公众号推文所需的基础功能，此外还提供一键排版、秒刷格式的服务，大大降低了图文排版的烦琐程度，操作简单，新手也能轻松驾驭。

135 编辑器支持个人及企业用户免费使用，免费版本满足了微信推文的日常需求，使用者登录 135 编辑器官网（网址：https://www.135editor.com/），注册账号后即可使用。

2. 医疗健康内容编辑技巧

对于医疗健康类微信公众号来说，掌握通用的公众号推文制作技巧只是基本要素，更为重要的是通过进阶的编辑技巧体现医疗健康类账号的专业性、独特性，加强医疗健康类账号的辨识度，如："丁香医生""春雨医生"和"39 健康网"等。

（1）增加医疗健康类图片

在微信公众号推文制作中，图片是非常重要的元素，配图不仅能够增加文章的美观度，在长篇累牍的文章中缓解受众的阅读疲劳，而且还能够提供信息解读的辅助功能，更好地解释文字内容。因而在医疗健康类公众号推文制作中，增加医疗健康类图片是非常重要的，能够凸显医疗健康类内容的专业性。

第一种方法是采用自制图片，主要是自己拍摄的图片，可以通过编辑器中的图片上传功能完成图片的插入。第二种方法是采用编辑器提供的图片，秀米和 135 编辑器都会提供免费商用图片和免版权图片，在搜索框输入"医疗健康类"相关的关键词，就可以在图库中选择合适的图片。

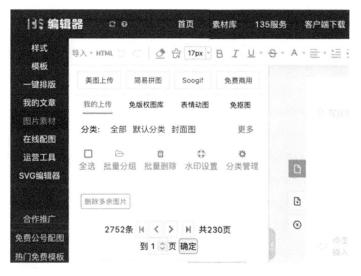

图 5-63　135 编辑器图片插入页面

（2）添加引用参考文献

医疗健康类内容和其他类型的文章的不同之处在于，医疗健康类内容具有一定的专业门槛，这种专业性和医学的学科背景相关，这一特质要求我们在进行医疗健康类内容的编辑时，一定要注意体现内容的专业性。专业性是医疗健康类微信推文的立身之本，在进行内容生产时，除了要保证内容的真实、不出错外，还应该在形式上做到专业性，也就是"凡引用必有出处"。标注引用出处和参考文献并非写作论文的要求，在新闻稿件撰写、微信推文制作时，凡是涉及理论和其他资料的引用，都会在文末附上引用文献，对于医疗健康类内容制作更是如此。

如"丁香医生"旗下微信公众号"丁香园"在推出医疗健康的科普文章时，凡是文章涉及理论、文献等资料的引用，在文末都会注明参考文献，这是一个体现内容专业性的非常重要的编辑技巧。

（四）微信公众号的内容发布

完成内容编辑后，即可进行内容发布。页面下部可以选择将内容保存为草稿、进行内容预览和内容发布，若内容非原创，需勾选"未声明原创"并添加原文链接。发布时可以勾选相应的话题标签以提高内容的受关注度，勾选后点击确认发布即可发布成功。

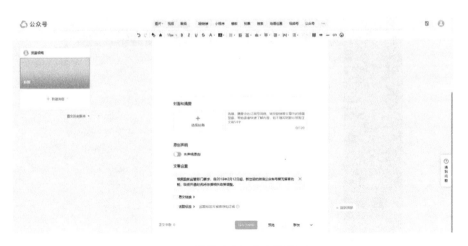

图 5-64　微信公众号内容编辑页面

## 二、快手号的注册、内容编辑与发布

（一）快手号的注册

1. 快手账号注册流程

用户下载快手 APP 后，在首页界面左上角点击"登陆"键即可进入登录页面。快手支持手机号、微信、QQ 账号等登陆方式，用户在勾选服务条款授权后选择登陆方式即可。

2. 用户认证方法

账号注册成功后，用户点击首页左上角菜单栏进入设置界面，点击"账号与安全"，即可看到认证选项。医疗健康类账号一般应在"实名认证"后进行"加 V 认证"，在加 V 认证界面，根据账号类型不同可灵活选择职业认证、企业认证等进行填报申请。

快手对于健康认证用户有明确规定，可在"快手 APP—设置—账号与安全—加 V 认证"页面下载《快手健康认证须知》，了解认证所需的材料详情。

机构认证包括：公立医院、非公立医院、卫健官方组织或官方机构。职业认证包括：公立与非公立医院在职医生、在职护士、在职药师、在职检验师、在职医学影像师。

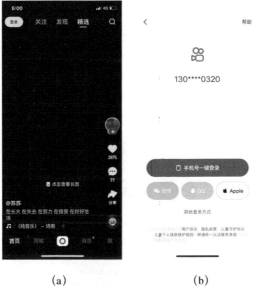

(a)　　　　　　　　　　　(b)

图 5-65　快手注册登录界面

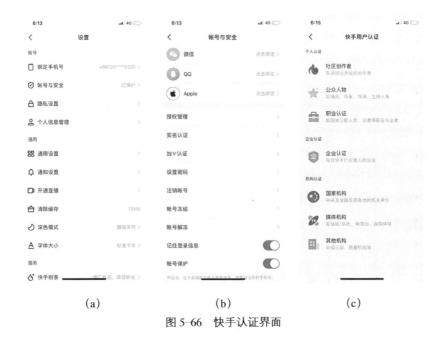

(a)　　　　　　　　(b)　　　　　　　　(c)

图 5-66　快手认证界面

（二）快手号的内容编辑

1.快手号的内容编辑流程

快手账号注册并认证完毕后，就可以开始进行账号内容运营，即快手账号内容的编辑了。

快手的内容拍摄，既可以在手机上的快手APP中完成并发布，也可以使用其他设备、软件拍摄和编辑好视频后，将成品上传至快手APP。我们这里主要讲解手机快手APP的内容拍摄与发布。

第一步：拍摄界面入口。

打开手机中的快手APP进入主页，点击下方摄像机键进入拍摄界面。

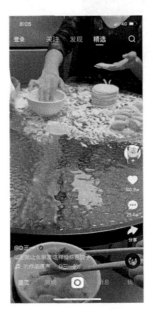

图 5-67　快手主页截图

第二步：视频拍摄。

在拍摄页面下栏音乐符号键中可以选择背景音乐或直接使用原声，接着点击页面下方按钮开始拍摄或上传图片，在拍摄结束后点击同一个按钮结束拍摄。

第三步：剪辑。

拍摄完成后软件会自动进入视频编辑界面。快影是快手指定的视频编辑工具，用于创作游戏、美食和各类段子等视频，功能强大，简单易用。使用快手APP或快影APP均可实现剪辑功能。

（1）在快手APP内进行剪辑：功能也由"快影"提供。右栏的裁剪、滤镜、贴纸、特效、文字等剪辑处理，处理完毕后点击下一步，进入发布页面。

（2）用快影APP剪辑：

第一步，导入视频，点击开始创作，选中需要剪辑的视频，点击完成。

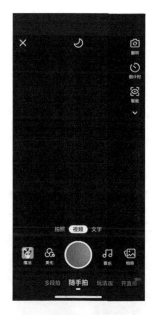

图 5-68 快手拍摄界面

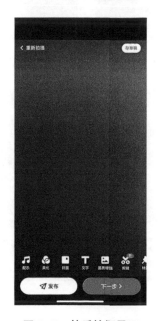

图 5-69 快手拍摄界面

第二步，剪切视频添加转场，选中"剪辑"工具，根据需要利用分割工具切断视频，如果需要删除片段，则将该段头尾与主视频断开，选中片段后点击删除。或是选中片段滑动两端把手也可删除。点击剪切处的小白方块添加转场。

第三步，添加滤镜。选择合适滤镜即可。

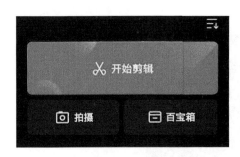

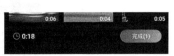

图 5-70　快影操作——导入视频

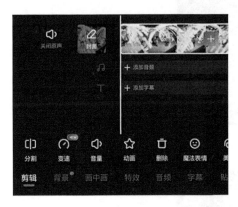

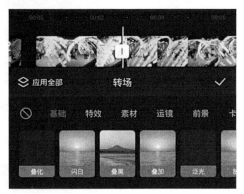

图 5-71　快影操作——分割与转场

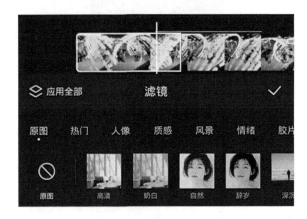

图 5-72　快影操作——滤镜

第四步，添加音乐。根据需求选择使用原声、后期配音或者添加其他音乐。

第五步，添加文字。根据需要可以选择手动添加字幕或者识别字幕，加字幕也可以用来添加一些注释。

第六步，导出与分享。在导出界面可以设置视频导出格式以及是否一键分享视频。

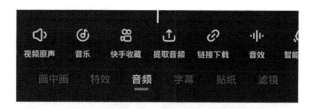

图 5-73　快影操作——音频

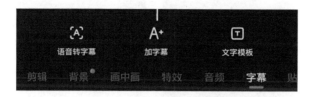

图 5-74　快影操作——字幕

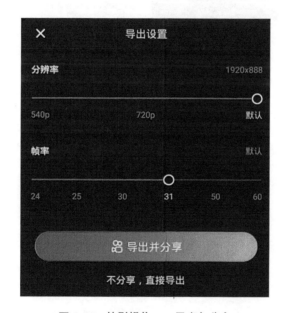

图 5-75　快影操作——导出与分享

2.健康医疗类内容快手号的编辑技巧

（1）在封面突出主要内容

某快手账号的作品内容大部分封面都带有绿色的醒目图标来说明作品内容。要想达到这样的效果，我们需要为作品封面添加贴纸，并编辑贴纸内的文字即可。

（2）使用背景音乐营造轻松氛围

一些快手账号的作品内容会添加温馨的背景音乐以与观看者拉近距离，这种效

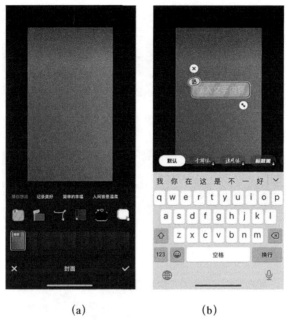

(a)　　　　　　　　　(b)

图5-76　快手封面编辑界面1

果需要通过视频拍摄页面的音乐选项来实现。

医疗健康账号内容一般选用与账号风格符合的音乐，以拉近与受众之间的距离，营造出轻松的氛围。例如内容主题以妇科疾病、母婴知识等为主的账号，所使

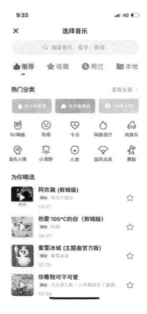

图5-77　快手音乐编辑界面

用的背景音乐也可相应使用轻快、温馨的，使得账号的风格生活化、贴近妇女群体的需求。相似风格的健康类账号可以选用轻音乐、纯音乐作为背景音乐，优化视频内容的情感维度。

（三）快手号内容的发布

进入视频发布页面，接下来可以为拍摄的视频选择或编辑封面图、编辑一段文案、添加标签等，文案、标签等影响着内容的推送方向。对于健康类账号，建议添加与视频主题关联度较高的文案以及标签，以便更精准地推送给目标受众。

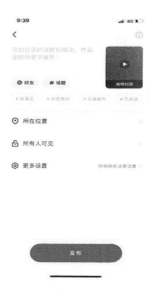

图 5-78　快手视频发布界面

## 三、KEEP 账号注册、社区内容编辑与发布

（一）KEEP 账户的注册

第一步：注册 KEEP 账户。

打开 KEEP 软件，新用户可以选择手机号码、微信、QQ、微博、邮箱等方式登录账号，未注册过的账号在登录后将会自主生成新的账户。

第二步：进行用户认证。

完成账户注册后，可以点击首页中的"我的"，再点击用户头像选择"设置"，进入"申请认证"，选择"身份认证"即可。个人身份认证需要提交身份证明以及满足相关职业要求的资质证书材料。如营养领域的注册需要国内注册营养师，以下

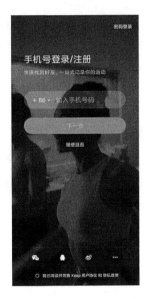

图 5-79　KEEP 注册登录界面

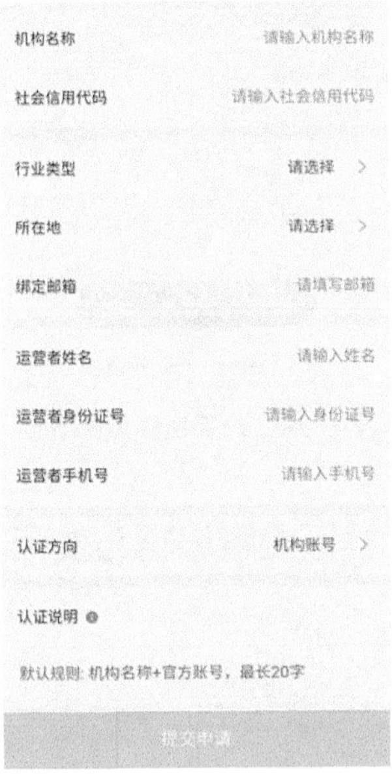

| 机构名称 | 请输入机构名称 |
| --- | --- |
| 社会信用代码 | 请输入社会信用代码 |
| 行业类型 | 请选择 〉 |
| 所在地 | 请选择 〉 |
| 绑定邮箱 | 请填写邮箱 |
| 运营者姓名 | 请输入姓名 |
| 运营者身份证号 | 请输入身份证号 |
| 运营者手机号 | 请输入手机号 |
| 认证方向 | 机构账号 〉 |
| 认证说明 ⓘ | |
| 默认规则：机构名称+官方账号，最长20字 | |

图 5-80　KEEP 认证界面

人士可申请孕婴健康领域的认证：母婴领域专家学者，有相关孕产资格证；各级医院儿科、妇科、产妇等妇儿相关科室的医护人员，以及国家二级以上心理咨询师。

　　以机构认证为例，点击"机构申请"按钮进入认证界面，根据要求填写认证信息提交申请即可。机构需要填写的信息包括机构名称、社会信用代码、行业类型、所在地、运营者姓名、运营者身份证号和运营者手机号。

（二）KEEP 社区内容的编辑

1. KEEP 社区内容的编辑流程

第一步：社区内容的拍摄。

账户设置完毕后，点击 KEEP 主页下栏的社区键，进入 KEEP 社区，点击右下角绿色相机键进行内容发布。

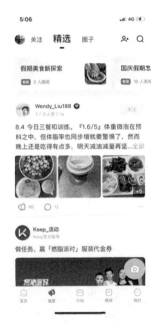

图 5-81　KEEP 社区界面

进入拍摄页面后根据个人需求分别选择相册上传、拍照、拍视频等功能，拍摄适合自己账号风格的作品。

第二步：账号内容的编辑。

在作品拍摄完成后，点击右上角"下一步"进入作品编辑页面，可以进行滤镜设置、剪辑、声音设置等操作。

2. KEEP 账号的内容编辑技巧

（1）干净美观的背景

一个干净美观的背景特别有利于帮助营造舒适的观感，提升内容质量。一些社区达人拍摄视频的室外背景通常会选择海边、湖边等自然景观优美的场所。室内背

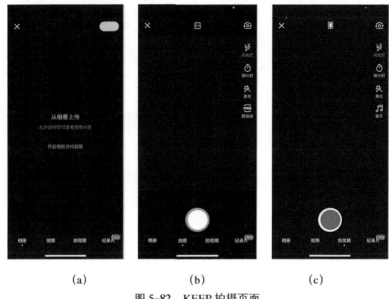

(a)                    (b)                    (c)

图 5-82　KEEP 拍摄页面

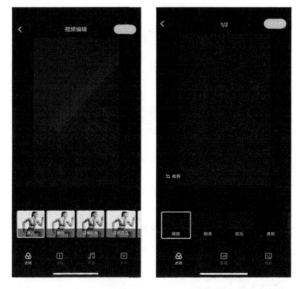

图 5-83　KEEP 作品编辑页面

景也通过精巧的装饰件，让狭小的室内空间在视觉上看起来更宽敞。

　　以下技巧可以使拍摄呈现出干净美观的效果。首先，选择合适的背景。其次，选择简单且具有视觉冲击力的主体元素，突出人物。最后是背景虚化，善于利用大光圈对背景做虚化处理，让主体更加清晰突出，也是让拍摄内容干净简洁的好方法。

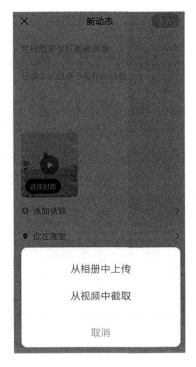

图 5-84　KEEP 视频添加封面

（2）封面编辑

一些达人的视频封面多以纯色背景为底，造型动作能直观展现出训练目标或者结果，比如翘臀、马甲线，从感性层面吸引注意力。

可以通过以下方式达到此类封面的制作：拍摄所需内容，最好选择简单的背景，为后续抠图做准备；使用 Photoshop 等图片编辑软件对人物进行抠图，替换为纯色背景，要注意的是不要有特别鲜艳的色彩，所选颜色要能够突出主体。

（3）添加提示文字

一些达人的视频会在视频右上角处，显示目前的动作名称、倒计时和下一个动作的提前预告，使视频显得条理清晰。我们可以通过视频编辑软件剪映，添加提示文字达到此类效果。

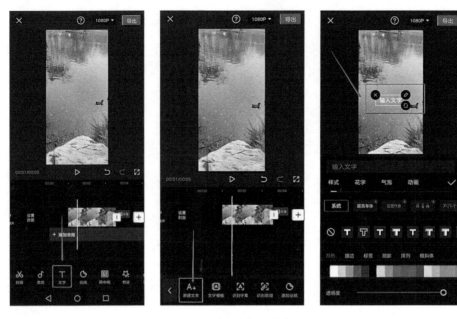

图 5-85　剪映添加提示文字步骤

（三）KEEP 内容的发布

作品编辑结束后，继续点击下一步进入视频发布页面，可以添加话题、位置等附加信息，最后点击发布键，完成作品发布。

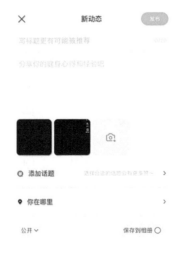

图 5-86　KEEP 作品编辑页面

## 四、木疙瘩的账号注册、内容编辑与发布

在技术层面上，H5 页面相对便利的操作提高了内容策划的效率，降低了制作成本。H5 页面的预期效果包括提升用户体验、提高视觉效果、提高知名度、吸引流量和提高转化率等。在木疙瘩平台上，不仅可以制作 H5 作品，还可以发布作品、共享作品、导出作品、共享和管理素材。[①] 木疙瘩在 H5 页面制作方面的主要功能包括：完整 H5 页面制作与发布、动画制作、交互、专项应用、实用工具、资源共享、模板与资源库等。木疙瘩目前主要应用于企业产品营销、企业宣传、活动介绍、新闻发布、数字出版以及教育培训等活动，交互动画可以使宣传变得生动有趣。

（一）木疙瘩账号的注册

1.登录

打开任意浏览器，在浏览器的地址栏中输入"https://www.mugeda.com/rm/home/index"，按"Enter"键进入木疙瘩的主页面。

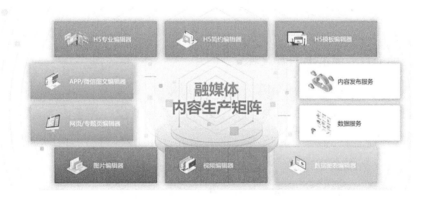

图 5-87　木疙瘩网站首页截图

2.注册

点击"免费注册"，可通过微信扫码、手机及邮箱注册账号。

（二）木疙瘩的内容编辑

1.健康医疗类内容 H5 的编辑理念

---

①　彭澎、彭嘉埼：《可视化 H5 页面设计与制作》，人民邮电出版社 2020 年版，第 16 页。

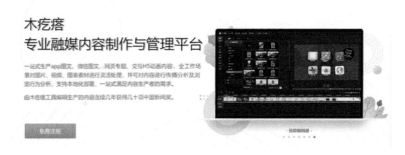

图 5-88　木疙瘩网站首页截图

要创作出优秀的健康医疗类 H5 页面，提升其传播效果，要遵循三个基本编辑理念：用户导向、内容为王、创意至上。

（1）用户导向：提升用户参与的热情

健康医疗类内容常常与普通人的生活方式和具体疾病息息相关，尤其在自媒体的内容传播过程中，只有让受众充分参与、积极互动，才能提升传播的效果。因此 H5 页面的创作要注重用户的参与感、引导用户自发进行传播。具体而言，应具有一定的交互性，同时形式、内容简洁易懂，冗杂信息反而会降低用户体验。例如：《北海日报》出品的《公筷那些事》使用了在线答题的方式，给受众即时的反馈、纠错，帮助受众形成正确的餐饮观念。

（2）内容为王：传递精准有价值的健康信息

健康医疗内容在 H5 页面的创作中处于根本性地位。关于内容，一要求精准，二要求有价值。内容精准，指内容一定要贴合目标用户，让目标用户能切实地感受到健康知识"与我相关"，传播才能达到事半功倍的效果。例如，针对不同的年龄或患者群体，制作其关心的科普知识；内容价值则可以从多方面体现，例如：内容的精致性、能否引发广泛的共鸣、能否带来切实的利益等。

（3）创意至上：让人眼前一亮

在竞争激烈的 H5 页面创作中，创意是成功的关键。创意可以借势社会热点，借助文字、音频、视频、图表、游戏等多种形式实现。同时对于初学者而言，也可以学习优秀的创意形式，在此基础上进行微创新。总之，优秀创意需要不断的积累，只有在充分积累后，才能创作出令人眼前一亮的 H5 页面。

例如，腾讯医典曾在妇女节推出《中国女子乳房解放史》H5，将健康知识融入历史的维度，通过页面的配图、色调、音乐的整体搭配体现历史感，在轻松的氛围中，向受众传递了内衣选购的知识。在 H5 最后一页添加了"免费问医生"选项，即在线咨询医生的链接，起到了引流的作用。

2. 木疙瘩的内容编辑流程

木疙瘩官方网站中的"木疙瘩学院"为用户提供了在线视频和图文教程[①]，用户可在线学习。这里以木疙瘩的 H5 专业编辑器为例，介绍其舞台设置、文本输入、预置动画、插入音频、加载页的设置、转发标题设置、模板的使用以及 H5 的发布等基本操作方法。

（1）H5 页面舞台设置

"舞台"是编辑和制作 H5 的场所。舞台的属性包括当前页面的略缩页、作品名称、作品基础信息、分享信息和标题等。在制作开始时，我们需要设置舞台的尺寸和方向、设置舞台背景色、为舞台添加背景图以及设置背景音乐和声音图标等，可在操作面板进行相应操作。

舞台设置还包括分享信息的设置，可以编辑转发标题、转发描述、朋友圈转发标题以及内容标题等。

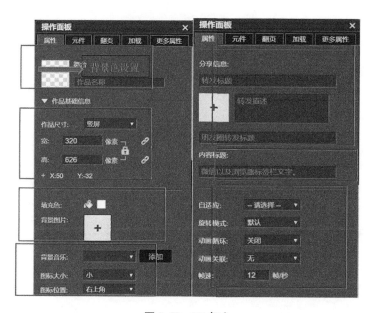

图 5-89　H5 舞台

---

① 参见木疙瘩课程帮助中心，https://edu.mugeda.com/rm/lesson/Default。

（2）H5 页面的文本输入

打开木疙瘩 H5 专业编辑器，新建舞台，在左侧媒体工具栏单击▣（文字选项），然后在舞台拖动文本框，即可出现文字编辑框。

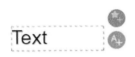

图 5-90　舞台中的文本框

点击文本框，在舞台右侧的属性框中，可设置该文本框的位置、大小、边距，以及字体和边框颜色、透明度、文字方向，以及动画和文本字体、大小等多种属性。

（3）预置动画

对于 H5 设计来说，动画是必不可少的。一方面，要根据需要来安排各元素进出页面的顺序和方式；另一方面，页面中的元素常常需要用动态的方式来表现，这就需要设计制作出动画效果。[①]

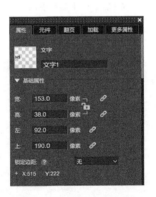

图 5-91　文字素材的属性面板

单击选中素材后单击右上角的⬤（添加预置动画选项），即可选择"进入动画""强调动画"和"退出动画"三种类型中的任意一种动画效果。

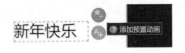

图 5-92　文字素材旁的添加预置动画选项

---

①　彭澎、彭嘉琦：《可视化 H5 页面设计与制作》，人民邮电出版社 2020 年版，第 62 页。

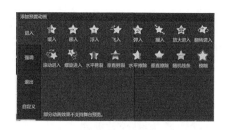

图 5-93　添加预置动画的选项页面

选择之后，可在右侧的属性面板"高级属性"中对预置动画进行调整和修改。

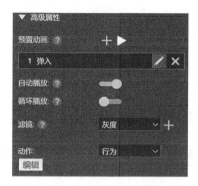

图 5-94　高级属性面板

如：点击 ，更换动画效果，点击 删除动画效果。

设置成功后，素材右上角会出现蓝色图标 （"编辑预置动画"选项）。

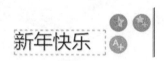

图 5-95　文字素材的"编辑预置动画"选项

点击蓝色图标，出现"动画选项"菜单，可在其中继续设置动画的时间和运动

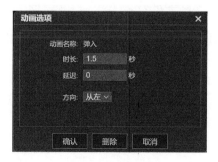

图 5-96　动画选项页面

方向。"时长"指的是动画运动的时长,"延迟"指的是动画延迟开始运动的时间,"方向"指的是动画运动的起始方向。设置完成后,点击菜单栏中的 (预览按钮),预览预置动画的效果。

(4)插入音频

H5 中的音频一般分为背景音乐和音效两种。

第一,插入音效的方法。

点击左侧的媒体菜单栏的 ,

点击属性菜单中"背景音乐"右侧的"添加",即可进入素材库,选中"音频",在左侧可选择正版音乐库,购买音乐。如需要上传本地音频文件,则点击"私有",建立文件夹,点击" 上传本地的音频文件(此处只支持音频编码为 AAC 的 MP3 格式音频,免费用户和付费用户可上传的文件大小略有区别,详情请见页面提示)。上传完成后,点击"确定"。

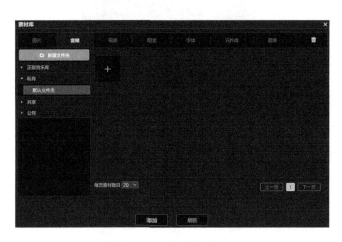

图 5-97　素材库选项页面

然后选中需要插入的音频文件,点击添加。舞台页面则会出现图标,点击这一音频图标,会出现"添加预置动画"和"添加 / 编辑行为"设置选项。如需要在播放时隐藏该图标,可以将图标拖放至舞台页面外边。

图 5-98　音频的"添加预置动画"与"添加 / 编辑行为"设置选项

右侧的"属性"面板中，有"音频"的"基础属性""高级属性"和"专有属性"等设置面板。在"基础属性"中，用户可对 ▶ 图标的大小、方向、边距、透明度进行更详细的设置。在"高级属性"中，用户可设置音频图标的预置动画。在"专有属性"中，用户可预览声音、替换声音，更换音频图标，以及设置音频的播放方式（如自动播放、循环播放、预加载和播放关联等）。

第二，插入背景音乐的方法。点击舞台页面，在右侧的"属性"面板中，找到"背景音乐"，点击"添加"，然后在素材库中找到或添加相应的音频文件，在素材库页面点击"添加"即可。

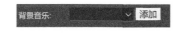

图 5-99　背景音乐的下拉菜单

设置完成之后，点击舞台上方菜单栏中的 ▣，可预览音频的效果。

（5）加载页的设置

加载页是指应用数据加载的一个过程页面。生动有趣的加载页可以帮助用户转移注意力，减少等待过程中的焦虑。

在右侧面板中点击"加载"，即可设置加载页的样式。木疙瘩默认的加载页样式为下图所示：

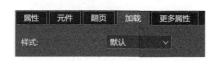

图 5—100　加载面板中的样式下拉菜单

除了选用默认加载页面，还可选用"百分比""进度条""进度环""旋转加载""旋转加载＋百分比"，以及"首页作为加载页面"等不同样式。

以"进度条"加载页的设置方法为例。在"加载"面板中，"样式"一栏选择"进度条"，"提示文字"可输入"加载中"或其他提示受众等待的文字。在该面板中还可以设置文字大小，是否需要动态文字，以及文字的颜色、进度颜色（即进度条的颜色）、进度背景（进度条的背景颜色）、背景颜色（舞台的背景颜色）。

如果需要在舞台中放置图片，可进一步点击"图片"和"前景图片"旁边的 ⊞，在素材库中选择相应的图片。其中"图片"指的是舞台的主图，而"前景图片"可

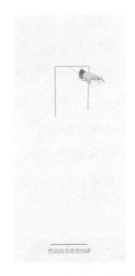

图 5-101　木疙瘩的默认加载页面

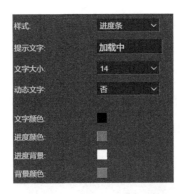

图 5-102　加载面板中的文字、进度、背景颜色设置选项

以在舞台上下浮动。可通过使用"图片位置"和"图片宽度"来设置前景图片的大小和位置。

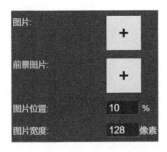

图 5-103　加载面板的图片设置选项

如果需要更丰富的加载页内容，还可以自行绘制各类形状作为加载页面的图

案，或选用木疙瘩的公有模板。方法是在加载面板的"样式"下拉菜单中选择"首页作为加载页面"，然后在首页绘制图案和相应的动画，或在舞台左侧的页面预览面板中点击 （从模板中添加选项），选择"公有模板""加载页"，找到合适的模板，点击"插入"，在页面预览面板中将该页面拖动至"第一页"即可。

模板加载页的细节部分可以修改，在舞台页面选中相应的素材，在右侧的"属性"面板中进行设置。

（6）转发标题设置

点击"属性"，在该面板中找到"分享信息"与"内容标题"。在"转发标题"中输入 H5 的标题。点击 ，则会出现素材库，在素材库中选择已有图片或其他本地图片，点击"添加"即可设置转发页面的主图片（图片一般为正方形，分辨率在 128—300 之间）。 的右侧可以添加转发页面的描述文案。"内容标题"出现在微信或浏览器的标签栏，即发布后的 H5 内容的正上方，"内容标题"可以和"转发标题"保持一致。

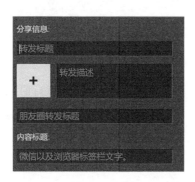

图 5-104　属性面板的分享信息设置选项

（7）模板的使用

学会使用模板可大大降低制作 H5 作品的难度，提升制作效率。用户可以使用他人制作好的模板，并在此基础上进行编辑和修改，还可以将自己设计的页面保存

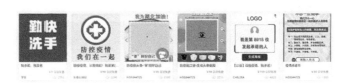

图 5-105　木疙瘩的"防疫专题"H5 模板

下来，以便后期运用到同一类活动主题上。

木疙瘩官网的"模板中心"（https://www.mugeda.com/rm/temp_center/index）为用户提供了多种模板，如图所示，用户可以根据需要选择购买相应的模板。

H5 的内容设置完成后，点击上方菜单栏中的■保存。然后点击■，在内容共享页面中，可以先获得预览链接和二维码，预览确认无误后，点击"发布"。

在发布页面点击"确认发布"，或在左侧"作品管理"—"我的作品"页面中点击■，即可发布作品。作品发布之后，页面的右上方会出现网址和二维码，分享该地址或二维码即可实现作品的传播。木疙瘩免费用户发布的作品，每个作品的流量限制为小于 1 万次。

如需修改作品，则点击"取消发布"，回到"我的作品"页面，点击"编辑"，即可回到舞台页面对作品进行调整。修改完成后，再次保存和发布、分享即可。

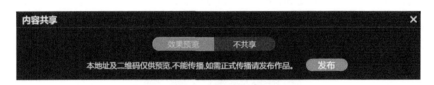

图 5-106　内容共享页面

作品发布和分享之后，可以在"我的作品"页面中，点击■查看该作品的统计数据（浏览量、浏览人数）以及用户数据、内容分析等相关数据，以此了解该作品的传播效果。

扫码收看
本章视频教程

💡 **请你思考**

1. 请尝试注册并登录文中提到的新媒体平台。

2. 请根据指定的健康类主题做一次内容策划。

3. 你曾使用过哪些拍照设备？各有什么特点？

4. 请尝试使用不同设备拍摄医疗、健康类图片。

5. 你曾使用过哪些图片编辑软件？各自有何优缺点？

6. 请根据指定的健康类主题拍摄一段完整的视频。

7. 你有无在某些平台发布音频和视频的经历？有何感悟？

8. 请根据指定的健康类主题制作一段完整的 H5 页面。

# 参考文献

一、著作

1.[加] 马歇尔·麦克卢汉：《麦克卢汉如是说》，何道宽译，中国人民大学出版社2006年版。

2.[加] 罗伯特·洛根：《理解新媒介——延伸麦克卢汉》，何道宽译，复旦大学出版社2012年版。

3.[德] 乌尔里希·贝克：《风险社会》，何博闻译，译林出版社2004年版。

4.[英] 芭芭拉·亚当、乌尔里希·贝克、约斯特·房·龙编著：《风险社会及其超越》，北京出版社2005年版。

5.崔应珉、王淼：《黄帝内经素问》，中州古籍出版社2010年版。

6.李长宁、李杰：《新媒体健康传播》，中国协和医科大学出版社2019年版。

7.彭兰：《社会化媒体——理论与实践解析》，中国人民大学出版社2015年版。

8.彭兰：《新媒体导论》，高等教育出版社2016年版。

9.彭澎、彭嘉埼：《可视化H5页面设计与制作》，人民邮电出版社2020年版。

10.陶单、张浩达：《新媒体与网络传播》，科学出版社2001年版。

11.夏正达：《摄影实战：进阶版》，上海人民美术出版社2020年版。

12.张自力：《健康传播学：身与心的交融》，北京大学出版社2009年版。

二、外文文献

1. Freeman B., Potente S., Rock V., et al, "Social Media Campaigns that Make a Difference: What Can Public Health Learn from the Corporate Sector and Other Social Change Marketers", *Public Health Res Pract*, 2015.

2.Cf. Heldman A. B., Schindelar J., Weaver J. B., "Social Media Engagement and Public Health Communication: Implications for Public Health Organizations Being Truly 'Social'", *Public Health Reviews*, 2013, 35（1）.

3. Institute of Medicine（U.S）,"Speaking of Health: Assessing Health Communication Strategies for Diverse Populations", *National Academies Press*, 2002,（204）.

4. Jackson L.D.，"Information Complexity and Medical Communication: The Effects of Technical Language and Amount of Information in a Medical Message", *Health Communication*，1992，4，pp.197-210.

5. Kreps，Gary L.，"The Evolution and Advancement of Health Communication Inquiry"，*Annals of the International Communication Association*，2001，24，pp.231-253.

6. Rogers E.M.，"The Field of Health Communication Today:An Up-to-Date Report"，*Journal of Health Communication*，1996，（1）pp.15-23.

7. Roper W.L.，"Health Communication Takes on New Dimensions at CDC"，*Public Health Reports*，1993.

8. Kaplan, Andreas M., Michael Haenlein, "Users of the World, Unite!" *The Challenges and Opportunities of Social*.

9. Kes，*International Symposium on Agent & Multi-agent Systems: Technologies & Applications*. Springer-Verlag, 2009.

10. Tarleton Gillespie, *Custodians of the Internet Platforms: Content Moderation, and the Hidden Decisions That Shape Social Media*, Yale University Press, 2018.

11. David Jay Bolter, Richard Grusin, Remediation: Understanding New Media, *Corporate Communications: An International Journal*, 1999, 4（04）, pp.208-209.

12. Media, *Business Horizons*, 2010, 53（1），pp.59-68.

13. Orrico,K.B.,Lin,J.K.,Wei,A.,Yue,H.：Clinical Consequences of Disseminating the Rosiglitazone FDA Safety Warning. *American Journal of Managed Care*, 2010（16），p.111.

14. Anne Håkansson, Ngoc Thanh Nguyen, Ronald L. Hartung, Robert J. Howlett, Lakhmi C. Jain, *Proceedings of the Third KES International Symposium on Agent and Multi-Agent Systems: Technologies and Applications* . Springer-Verlag, 2009.

三、论文集

陈虹、梁俊民:《风险社会背景下中国大陆健康传播研究的历史、现状与发展趋势》,第八届中国健康传播大会优秀论文集,2013年。

四、期刊

1. Gary Kreps、陈怡宁、陈韬文:《科技整合与社群导向的健康传播》,《传播与社会学刊》2011年第17期。

2. 爱丽丝·朱斯托、陈静茜：《美国 FDA 的社交媒体风险沟通议题分析——以 @ USFDA 账号推文为例》，《青年记者》2017 年第 4 期。

3. 卞桂平：《中国社会公共信任问题的伦理道德影响因子分析》，《南昌工程学院学报》2020 年第 2 期。

4. 蔡志玲：《中美健康传播研究评析》，《东南传播》2012 年第 12 期。

5. 曹博林：《社交媒体：概念、发展历程、特征与未来——兼谈当下对社交媒体认识的模糊之处》，《湖南广播电视大学学》2011 年第 3 期。

6. 曹三省、苏红杰：《物联网 + 媒体：当下与未来》，《新闻与写作》2016 年第 11 期。

7. 常松、王慧：《我国健康传播学的研究和发展趋势》，《当代传播》2021 年第 2 期。

8. 陈虹、梁俊民：《新媒体环境下健康传播发展机遇与挑战》，《新闻记者》2013 年第 5 期。

9. 陈静茜、马泽原、商圆圆：《"再现"的偏向：食安报道图片的视觉互动意义（2008—2018）》，《新闻记者》2019 年第 4 期。

10. 陈雪频：《定义互联网思维》，《上海国资》2014 年第 2 期。

11. 陈艳华：《中国户外新媒体发展态势分析》，《现代商贸工业》2009 年第 19 期。

12. 戴佳、曾繁旭、郭倩：《风险沟通中的专家依赖：以转基因技术报道为例》，《新闻与传播研究》2015 年第 5 期。

13. 单大圣：《中国慢性病防治管理体制的变迁及评价》，《卫生软科学》2015 年第 2 期。

14. 邓冉：《浅析"媒介恐慌"》，《商业文化（学术版）》2009 年第 9 期。

15. 杜鑫：《健康传播视角下的医疗类 App 研究——以"平安好医生"为例》，《新媒体研究》2016 年第 20 期。

16. 方兴东、钟祥铭、彭筱军：《全球互联网 50 年（1969—2019）：发展阶段与演进逻辑（下）》，《互联网天地》2019 年第 11 期。

17. 冯晓青、付继存：《著作权法中的复制权研究》，《法学家》2011 年第 3 期。

18. 冯晓青：《网络环境下的著作权保护、限制及其利益平衡》，《社会科学》2006 年第 11 期。

19. 宫贺：《对话何以成为可能：社交媒体情境下中国健康传播研究的路径与挑战》，《国际新闻界》2019 年第 6 期。

20. 顾亚奇、刘超一：《"数智化"视听媒体的内容再造与价值融合》，《新闻战线》2020 年第 24 期。

21. 郭天力、于欣平：《新媒体平台上健康传播材料的构思与设计》，《中国健康教育》2015 年第 6 期。

22. 郭智卓：《新媒体环境下的健康传播研究》，《新闻世界》2014 年第 4 期，

23. 何镇飚：《风险社会中的媒介恐慌》，《文化纵横》2012 年第 5 期。

24. 赫菲：《新媒体环境下健康传播问题探析》，《新媒体研究》2017 年第 7 期。

25. 侯彤童：《信息质量视角下健康传播的实践反思》，《青年记者》2019 年第 5 期。

26. 胡百精：《健康传播观念创新与范式转换——兼论新媒体时代公共传播的困境与解决方案》，《国际新闻界》2012 年第 6 期。

27. 胡苏云：《医疗保险中的道德风险分析》，《中国卫生资源》2000 年第 3 期。

28. 郇建立：《慢性病的社区干预：美国斯坦福五城市项目的经验教训》，《健康中国观察》2020 年第 6 期。

29. 贾宏宝、杨博：《国内自媒体平台运营模式研究——以企鹅自媒体平台（企鹅号）为例》，《数字传媒研究》2018 年第 8 期。

30. 江昀、韩国康：《我国健康传播研究的特点与趋势——基于 2007—2016 年 CNKI 学术期刊网络出版数据库的文献分析》，《青年记者》2017 年第 29 期。

31. 景东、苏宝华：《新媒体·定义新论》，《新闻界》2008 年第 3 期。

32. 孔繁华：《我国食品安全信息公布制度研究》，《华南师范大学学报（社会科学版）》2010 年第 3 期。

33. 匡文波：《"新媒体"概念辨析》，《国际新闻界》2008 年第 6 期。

34. 李国泉、凌宗亮：《权能而非权利：走出著作权人获得报酬权的认识误区——兼谈我国〈著作权法〉的第三次修改》，《中国版权》2012 年第 5 期。

35. 李薇薇：《论新闻发言人的语言功力》，《新闻爱好者》2011 年第 7 期。

36. 李晓珊：《移动医疗新媒体产品生态系统建构》，《现代传播（中国传媒大学学报）》2018 年第 7 期。

37. 李艳泓：《融合媒介情境下外交部发言人的情感传播》，《青年记者》2020 年第 26 期。

38. 梁亚伦：《重大突发公共卫生事件中政府信息公开制度的完善进路》，《信息安全研究》2021 年第 7 期。

39. 林晖、孙瑛、王全意：《我国突发公共卫生事件信息公开的进展》，《中国初级卫生保健》2012 年第 5 期。

40. 林琳：《发挥网络技术优势提升健康教育机构能力建设》，《中国健康教育》2008 年第 5 期。

41. 林万孝：《我国历代人平均寿命和预期寿命》，《生命与灾祸》1996 年第 5 期。

42. 刘忱：《社交媒体如何做好场景营销》，《传媒》2018 年第 14 期。

43. 刘夏楠：《短视频在健康传播领域的应用》，《新媒体研究》2018 年第 14 期。

44. 刘瑛：《国之健康传播研究》，《华中科技大学学报（社会科学版）》2001 年第 5 期。

45. 芦雯：《用户体验视角下薄荷健康 APP 对用户健身减肥行为的影响》，《新闻研究导刊》2020 年第 11 期。

46. 陆高峰：《专业新闻发言人要具备专门素养》，《青年记者》2013 年第 21 期。

47. 任继凯：《浅论新闻发言人"十诫"》，《新闻知识》2013 年第 7 期。

48. 尚丽维、张向先、卢恒、郭勇：《在线社区信息交互关系网络关键节点研究综述》，《情报科学》2020 年第 8 期。

49. 邵培仁：《媒介恐慌论与媒介恐怖论的兴起、演变及理性抉择》，《现代传播》2007 年第 4 期。

50. 宋艳丽、房姗：《新媒体赋权：健康传播的机遇与挑战》，《贵州工程应用技术学院学报》2015 年第 33 期。

51. 苏春艳：《当"患者"成为"行动者"：新媒体时代的医患互动研究》，《国际新闻界》2015 年第 11 期。

52. 苏婧、李智宇：《超越想象的贫瘠：近年来海内外健康传播研究趋势及对比》，《全球传媒学刊》2019 年第 3 期。

53. 孙烽、王韬、刘中民：《灾难医学框架下公共卫生体系建设的思考与展望——基于新冠疫情背景》，《中华灾害救援医学》2021 年第 3 期。

54. 孙梦如、蒋莉、郭沁：《健康传播视角下公共卫生事件中公众风险感知与行为的研究路径》，《浙江大学学报（人文社会科学版）》2020 年第 3 期。

55. 锁箭、杨涵、向凯：《我国突发公共卫生事件应急管理体系：现实、国际经验与未来构想》，《电子科技大学学报》2020 年第 3 期。

56. 谭天、张子俊：《我国社交媒体的现状、发展与趋势》，《编辑之友》2017 年第 1 期。

57. 汪纯：《医疗健康类 App 的发展现状及其在健康传播中的作用》，《新闻世界》2015 年第 5 期。

58. 王迪：《健康传播研究回顾与前瞻》，《国外社会科学》2006 年第 5 期。

59. 王利明：《隐私权概念的再界定》，《法学家》2012 年第 1 期。

60. 王晓敏、刘星、张欣：《东西方视域下生命伦理、法律和哲学问题的跨学科思考——2018 年中美生命伦理、法律和哲学学术会议综述》，《中国医学伦理学》2018 年第 4 期。

61. 王学成、刘长喜：《互联网在健康传播、病患医疗决策中的作用与影响研究——基于对上海中心城区居民的调查分析》，《新闻大学》2012 年第 1 期。

62. 王勇安、樊清丽：《健康传播在抖音短视频平台中的问题和提升路径》，《长安大学学报（社会科学版）》2019 年第 6 期。

63. 吴洪斌：《医患沟通与话语竞合：新媒体环境下医患关系的话语沟通》，《山东社会科学》2017 年第 12 期。

64. 吴林海、钟颖琦、山丽杰：《公众对食品添加剂安全风险的感知研究：国际文献的一个综述》，《江南大学学报（人文社会科学版）》2011 年第 6 期。

65. 吴小坤、吴信训：《新媒体对健康传播的新拓展》，《新闻记者》2010 年第 10 期。

66. 吴元元：《食品安全共治中的信任断裂与制度因应》，《现代法学》2016 年第 4 期。

67. 武晋、张雨薇：《中国公共卫生治理：范式演进、转换逻辑与效能提升》，《求索》2020 年第 4 期。

68. 肖爱树：《1949—1959 年爱国卫生运动述论》，《当代中国史研究》2003 年第 1 期。

69. 闫婧、李喜根：《健康传播研究的理论关照、模型构建与创新要素》，《国际新闻界》2015 年第 11 期。

70. 杨晓宏、祁志敏：《国内外数字电视发展现状分析》，《有线电视技术》2005 年第 15 期。

71. 喻国明、路建楠：《中国健康传播的研究现状、问题及走向》，《当代传播》2011 年第 1 期。

72. 喻国明：《我们为什么需要政府新闻发言人？》，《郑州大学学报（哲学社会科学版）》2004 年第 5 期。

73. 张浩、李科凤、侯汉坡、张红华：《互联网企业舆论危机公关处理机制》，《开发研究》2012 年第 2 期。

74. 张希臣、罗娇娇、刘畅：《新媒体在健康传播中的应用现状与发展趋势》，《职业与健康》2018 年第 34 卷第 8 期。

75. 张新宝：《从隐私到个人信息：利益再衡量的理论与制度安排》，《中国法学》2015 年第 3 期。

76. 张英：《中西体育新闻发言人制度比较研究》，《体育文化导刊》2013 年第 6 期。

77. 郑满宁：《缺位与重构：新媒体在健康传播中的作用机制研究——以北京、合肥两地的居民健康素养调查为例》，《新闻记者》2014 年第 9 期。

78. 周俊强：《署名权问题探析》，《知识产权》2011 年第 10 期。

79. 周战超：《当代西方风险社会理论引述》，《马克思主义与现实》2003 年第 3 期。

80.杜鑫:《健康传播视角下的医疗类 App 研究——以"平安好医生"为例》,《新媒体研究》2016 年第 20 期。

五、学位论文

1.车捷:《微信公众号健康传播研究——以"丁香医生"为例》,新疆大学硕士学位论文,2017 年。

2.陈琛:《新型农村合作医疗中道德风险研究》,湖南师范大学硕士学位论文,2015 年。

3.黄力力:《以新浪微博为平台的健康传播研究》,内蒙古大学硕士学位论文,2014 年。

4.刘道潇:《短视频 APP 的发展现状与对策分析》,江西师范大学硕士学位论文,2017 年。

5.刘瑛:《互联网使用对个体健康行为的影响研究》,华中科技大学博士学位论文,2011 年。

6.邵宇博:《〈人民日报〉法人微博健康养生内容分析》,内蒙古大学硕士学位论文,2017 年。

7.赵冬杰:《移动互联时代我国健康传播 App 的现状与趋势研究》,河南大学硕士学位论文,2014 年。

责任编辑：郭彦辰

封面设计：林芝玉

版式设计：严淑芬

**图书在版编目（CIP）数据**

健康传播新媒体应用：基础与实操 / 陈静茜 主编 . —北京：人民出版社，2024.6

ISBN 978 - 7 - 01 - 024776 - 2

I.①健…　II.①陈…　III.①健康 - 传播学 - 研究　IV.① R193

中国版本图书馆 CIP 数据核字（2022）第 081797 号

**健康传播新媒体应用**

JIANKANG CHUANBO XINMEITI YINGYONG

——基础与实操

陈静茜　主编

人民出版社 出版发行

（100706　北京市东城区隆福寺街 99 号）

北京九州迅驰传媒文化有限公司印刷　新华书店经销

2024 年 6 月第 1 版　2024 年 6 月北京第 1 次印刷

开本：787 毫米 ×1092 毫米 1/16　印张：14.5

字数：216 千字

ISBN 978 - 7 - 01 - 024776 - 2　定价：79.00 元

邮购地址 100706　北京市东城区隆福寺街 99 号

人民东方图书销售中心　电话（010）65250042　65289539